GUIDE
DES BAIGNEURS

AUX EAUX MINÉRALES ET AUX BAINS DE MER

CHEZ LE MÊME ÉDITEUR :

GUIDE MÉDICAL ET HYGIÉNIQUE DU VOYAGEUR *en chemin de fer, sur mer, aux Eaux minérales et aux Bains de mer*, par le docteur ÉMILE DECAISNE. 1 fort vol. in-18 jésus. Prix : 5 fr.

On vend séparément :

1° **Hygiène du voyageur en chemin de fer.** 1 vol. in-18 jésus. Prix : 1 fr. 50.

2° **Les voyages sur mer et les climats, au point de vue hygiénique et médical.** 1 vol. in-18 jésus. Prix : 2 fr.

3° **Guide des baigneurs aux Eaux minérales de France et de l'Étranger et aux Bains de mer.** 1 vol, in-18 jésus. Prix : 2 fr. 50.

Paris.—Imprimé chez Bonaventure et Ducessois,
55, quai des Augustins.

GUIDE MÉDICAL ET HYGIÉNIQUE DU VOYAGEUR

GUIDE DES BAIGNEURS

AUX EAUX MINÉRALES DE FRANCE

ET DE L'ÉTRANGER

ET AUX BAINS DE MER

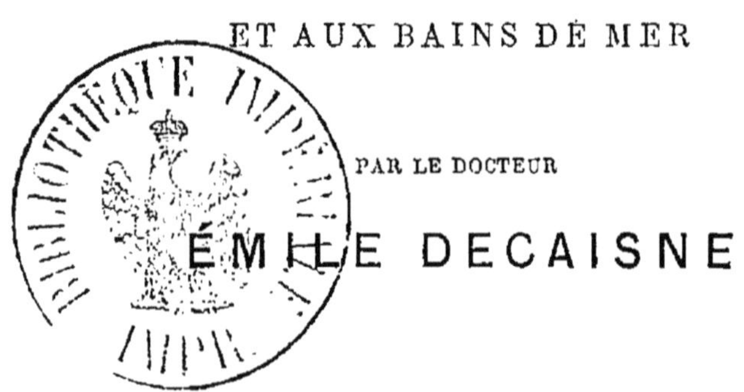

PAR LE DOCTEUR

ÉMILE DECAISNE

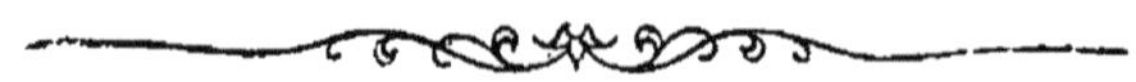

PARIS

CH. ALBESSARD, LIBRAIRE-ÉDITEUR

8, RUE GUÉNÉGAUD, 8

1864

I

La vie aux eaux. — Les bains, les mœurs et la santé publique. — Les bains chez les anciens. — Les oisifs. — Les ennuyés. — Les joueurs. — Les malades. — Madame de Sévigné à Vichy. — Spa en 1782.

Dans notre siècle de rénovation, de grandes entreprises, de luxe, de plaisir et de travail, les bains et la vie qu'on y mène sont, sans contredit, un des caractères particuliers à toutes les classes de la société qui s'est modifiée, transformée. Chaque année, aux premiers jours du printemps, les personnes de loisir font leurs préparatifs de départ, et puis s'en vont *aux eaux;* les unes restent en France, et les autres émigrent en Allemagne, en Italie, en Suisse : passer plusieurs saisons aux eaux, c'est du suprême bon ton, c'est le complément obligé des fêtes, des magnificences de l'hiver.

La vie des eaux, c'est la continuation de l'existence parisienne, avec toutes ses distractions et presque son mouvement habituel ; on va à Vichy, à Bagnères, aux Eaux-Bonnes, à Dieppe, à Bade, à Hombourg, au lieu de rester à Paris avec le commun des mortels ; il n'y a pas d'autre différence ; on retrouve dans toutes les stations thermales un petit coin de la grande capitale.

Parmi les personnes qui fréquentent habituellement les bains, il y a quatre catégories :

1° *Les oisifs,* qui quittent Paris ou leur résidence habituelle pour échapper à la monotonie d'une vie continuellement inoccupée ;

2° *Les ennuyés,* qui, ne trouvant pas en eux-mêmes, ni dans leurs relations habituelles, des distractions suffisantes, vont s'égayer, s'étourdir aux stations thermales ;

3° *Les joueurs,* catégorie malheureusement trop nombreuse; ceux-là ne restent pas en France, où la roulette n'est pas tolérée ; ils vont à Bade ou à Hombourg, et la plupart en reviennent ruinés, avec une santé délabrée par les cruelles émotions du hasard.

On comprendra que ces trois catégories de soi-disant baigneurs n'ont pas de droits bien acquis à notre sympathie et à notre sollicitude, que nous devons réserver pour les malades ; à eux tous nos soins et toutes nos préoccupations; pour eux seuls nous avons écrit ce livre qui sera leur guide, leur conseiller fidèle.

L'ardeur d'émigration qui pousse tous les ans tant de voyageurs vers les grands établissements de France et de l'étranger, et qui est, sans contredit, un des traits particuliers à notre époque, exerce une très-grande influence sur les mœurs et sur la santé publique.

Certes, les mœurs n'ont pas beaucoup à gagner à ces habitudes toutes nouvelles, mais la santé publique s'est considérablement améliorée, et des maladies réputées autrefois incurables tendent à disparaître; beaucoup d'autres cèdent au traitement qu'on suit dans les établissements thermaux! Sous ce point de vue, la vie des eaux, si promptement inaugurée, est un bienfait incontestable; mais, pour en profiter et pour en jouir, il y a beaucoup de précautions à prendre, il y a des prescriptions hygiéniques à suivre.

On serait dans une grande erreur, si l'on croyait que les anciens ne connurent pas la plupart de nos sources minérales. Tous les peuples civilisés ont recherché les bains. Les Égyptiens se baignaient souvent dans le Nil, et les ablutions sacrées faisaient partie de leur religion; ils destinaient les bains chauds à réparer les forces abattues par de longs travaux ou de violentes fatigues.

Chez les Romains, le goût des bains devint une des

nécessités de la vie, et les débris des *thermes* magnifiques élevés par les consuls et les césars témoignent du luxe qu'on déployait dans ces sortes d'établissements publics. Les maîtres du monde propagèrent partout ce goût ou plutôt cette passion des bains : dans tous les endroits où ils trouvèrent des sources minérales, ils élevèrent des monuments dont nous trouvons la description chez les poëtes.

Mais, après la chute de l'empire, les invasions des barbares rendirent les voyages, les communications d'une région à une autre, tellement dangereux, que les établissements thermaux longtemps fréquentés par l'élite de la société gauloise furent complétement délaissés et tombèrent en ruine.

Vers la fin du XVIe siècle, nous retrouvons quelques stations thermales déjà en renom, et fréquentées par quelques malades. Nous disons *malades*, car alors on ne s'aventurait pas à aller aux eaux par plaisir et par distraction, c'était une affaire des plus sérieuses qui se discutait très-longtemps en famille.

« Il n'était guère question alors, dit M. Félix Mornand [1], de réjouissances ni de fêtes. Les gens du monde allaient aux eaux, tout simplement pour se guérir ; ils

1. *La Vie des eaux*, p. 4.

n'imaginaient pas, dans leur ingénuité, qu'un hôpital peut être une maison de plaisance, ni une médecine un plaisir. »

Cela est vrai, tous les mémoires en font foi; même du temps de Louis XIV dont la cour était si splendide, les choses se passaient avec une simplicité extrême. Nous sommes à l'année 1676, à la période la plus brillante du Roi-Soleil. Une des plus grandes dames de la cour, une des plus spirituelles, une des arbitres du bon goût dans la littérature, renonçant à ses habitudes du beau monde, s'est rendue à Vichy, sur l'avis de Fagon, médecin du roi. Voici dans une de ses lettres datée du Bourbonnais, et adressée à sa fille madame de Grignan, les curieux détails que donne madame de Sévigné sur la vie qu'on menait aux eaux:

Vichy, 20 mai 1676.

« J'ai donc pris des eaux, ce matin, ma chère; ah! qu'elles sont mauvaises....

« On va à six heures à la fontaine, tout le monde s'y trouve ; on boit et l'on fait une fort vilaine mine ; car imaginez-vous qu'elles sont bouillantes et d'un goût de salpêtre fort désagréable. On tourne, on va, on vient, on se promène, on entend la messe, on *rend ses eaux*, on parle confidentiellement de la manière dont on les rend; il n'est question que de cela jusqu'à midi.

« Enfin, on dîne; après dîner on va chez quelqu'un; c'était aujourd'hui chez moi: madame de Brissac a joué à l'hombre avec Saint-Hérem et Planci. Il est venu des demoiselles du pays, avec une flûte, qui dansent la bourrée dans la perfection....

« Enfin à cinq heures, on va se promener dans des endroits délicieux; à sept heures, on soupe légèrement; on se couche à dix: vous en savez maintenant autant que moi. »

Ainsi, d'après le témoignage de madame de Sévigné, tous les plaisirs des stations thermales se bornaient alors à des entretiens confidentiels sur la manière de rendre les eaux, à quelques parties de jeu et à contempler les danses des villageois.

O simplicité rustique! ô mœurs patriarcales des baigneurs, qu'êtes-vous devenues? Vichy est devenu aussi brillant, aussi bruyant que Paris.

Il est vrai de dire que, du temps de Louis XIV, on ne voyait aux bains que de vrais malades.

Au XVIIIe siècle, la vie simple des eaux avait déjà subi de nombreuses altérations; le luxe et les plaisirs étaient déjà par voies et chemins.

Voici, d'après un petit livre intitulé : *les Amusements des eaux de Spa,* et imprimé à Londres en 1782, quel était, à cette époque, le régime des eaux thermales, et comment un buveur d'eau passait sa journée ; nous citons textuellement :

« 1° On se lève tous les matins, au point du jour ;

« 2° A quatre heures, chacun vient, en déshabillé, à la fontaine du Pouhon ;

« 3° A cinq, au plus tard, ceux qui doivent aller aux autres fontaines montent dans leurs voitures pour s'y rendre ;

« 4° A neuf, tous les baigneurs se retirent pour aller s'habiller ;

« 5° A dix, les dévots vont à la messe ;

« 6° A onze, les hommes descendent au café, s'il pleut ; on se promène dans la rue, si le temps le permet ;

« 7° A onze et demie, on se met à table partout ;

« 8° A deux heures après midi, on va en visite ou à l'assemblée chez les dames ;

« 9° A quatre, on va à la comédie, ou à la promenade, soit au jardin des Capucins, soit à une prairie, qui, pour cette raison, a pris le nom de *prairie de Quatre-Heures ;*

« 10° A six, on soupe dans toutes les auberges ;

« 11° A sept, on fait une promenade à la *prairie de Sept-Heures;*

« 12° A dix heures, on n'entend plus personne dans les rues, et les habitants se conforment à cet ordre comme les *Bobelins* ou buveurs d'eau. »

Il y a évidemment progrès à Spa, où on ne trouve déjà plus la simplicité du Vichy de madame de Sévigné; on y joue la comédie, on y danse, on se réunit chez les dames. Les anciennes mœurs n'existent déjà plus, le XVIIIe siècle a passé par là, traînant à sa suite l'amour des jouissances et des frivolités mondaines.

Depuis, la transformation s'est complétée, et, de nos jours, les établissements thermaux ne sont plus de modestes résidences, participant à la fois du couvent et de la maison de santé. A Vichy, aux Pyrénées, aux eaux d'Allemagne, de Suisse et d'Italie, on trouve des palais et tout l'attirail du luxe moderne. Y a-t-il des malades? Quelques-uns, mais ils n'y sont que tolérés, et doivent se résigner à supporter la joie bruyante de la foule qui n'est venue que pour s'amuser.

Mais n'allons pas calomnier les établissements thermaux, qui sont une des plus belles et des plus utiles créations de notre siècle : il y a des *malades sérieux* et des *demi-malades.* Les premiers ont sans doute à se plaindre du bruit et de l'agitation qui règnent autour d'eux, mais les autres, qui forment la majorité des baigneurs, retrouvent la santé, la gaieté qu'ils avaient perdues. C'est pour eux spécialement que les bains ont été inaugurés dans toutes les contrées de l'Europe.

De plus, les mœurs se sont considérablement adoucies, et nous sommes en pleine voie de sociabilité. C'est principalement dans les établissements thermaux que les antipathies de races, les rivalités nationales s'effacent et disparaissent. Le Français, l'Anglais, l'Allemand, le Russe, l'Italien, l'Espagnol, assis autour de la même table, ne forment pour ainsi dire qu'une seule et même famille, et rompent gaiement le pain de la fraternité ; on se fait les concessions les plus gracieuses, et, à la fin de la saison, on se sépare en se promettant bien de renouer, l'année suivante, des relations qu'on a su continuellement rendre non-seulement agréables, mais même utiles.

Considérés sous ce point de vue, les grands établissements thermaux sont un puissant moyen de civilisation, et les bonnes manières s'y maintiennent, parce que chacun s'efforce d'être, ou, du moins, de paraître aimable.

Nous ne parlons pas du monde des joueurs, monde à part, monde fiévreux, qui échappe à l'observation médicale, dont il n'a d'ailleurs que faire ; il n'a qu'une passion ; essayer de l'en guérir, ce serait tenter l'impossible. Félicitons les princes allemands qui ont déjà aboli ou qui se proposent d'abolir la terrible roulette dans leurs États : Bade et Hombourg pourront perdre quelques-uns des chevaliers du lansquenet, mais ils y gagneront d'autres colonies de baigneurs autrement recommandables, et entreront dans une nouvelle voie de prospérité.

Sous le rapport de l'hygiène publique et privée, les établissements thermaux sont un bienfait, qu'on ne saurait contester, principalement pour les personnes qui, sans être atteintes d'affections sérieuses, sont souffreteuses, languissantes, et ont besoin de changer d'air et de résidence.

Un lever matinal, une vie régulière et qui n'a guère que des incidents agréables ; des promenades dans des endroits où le paysage est riant, où l'air est pur ; beaucoup d'exercice pour le corps, un repos presque complet pour la pensée, tels sont les remèdes qu'offre la vie des eaux, remèdes d'autant plus efficaces qu'on les prend sans s'en apercevoir.

Faisons aussi figurer en ligne de compte les repas pris en commun, repas toujours gais, par cela seul qu'ils sont fraternels ; l'appétit revient rapidement, l'estomac se fortifie, et les innombrables maladies nerveuses qui prédominent en ce temps-ci, surtout chez les femmes, reçoivent un soulagement presque miraculeux.

Et les *grands malades*, c'est-à-dire les malades atteints d'une affection locale nettement caractérisée, trouvent aussi la guérison dans les établissements thermaux ?

Oui, pourvu que leurs médecins les aient bien guidés dans le choix des bains qui conviennent, soit à leur tempérament, soit à leurs souffrances. Qui oserait nier les effets des principales eaux thermales dans plusieurs maladies autrefois réputées incurables ?

On a pu constater, dans ces derniers temps, qu'il n'existe pas d'affection sérieuse contre laquelle on ne puisse employer tels ou tels bains. L'hygiène thermale est devenue une des parties les plus importantes de la médecine contemporaine ; on ne saurait donc recueillir trop de documents et d'observations sur ce sujet si intéressant pour la santé publique, pour les *grands malades* et les *demi-malades.*

II

Maladies spéciales du XIXe siècle. — Opportunité de la vie des eaux. — Monographie des établissements thermaux au point de vue des diverses maladies. — Bains et boisson. — Les boues thermales, etc., etc.

Chaque siècle a eu ses maladies qui lui ont été propres ; les annales de la médecine en font foi : notre temps, comme les époques antérieures, présente aussi ses spécialités d'états morbides, spécialités d'autant moins graves que l'hygiène publique a fait des progrès immenses. Grâce à ces progrès incessants, le niveau général de la santé s'est élevé, et on a pu constater une augmentation très-notable dans la moyenne de la vie humaine. La lèpre, la peste, des épidémies de toute sorte qui dépeuplaient l'Europe, au moyen âge, ont complétement disparu, et la médecine est entrée dans une voie nouvelle.

Malheureusement, il ne saurait y avoir rien de parfait dans notre pauvre et chétive humanité ; il ne faut donc pas se faire illusion et se persuader que nous sommes débarrassés de toutes les infirmités qui affligent les races et les individus; les anciennes maladies se trouvent remplacées par des affections nouvelles produites par les agitations d'une vie continuellement fiévreuse et l'irritation du cerveau.

Ici, nous entrons dans le mystérieux domaine des maladies dites nerveuses, qui déjouent les efforts de la diagnostique, à tel point que la médecine n'a pu jusqu'à ce jour qu'opposer à des affections vagues, indéfinies, des remèdes dont l'efficacité n'est pas bien démontrée.

En effet, que peut-elle faire, en bonne conscience, pour des malades dont le tempérament est irrité ou débilité? Elle les envoie aux eaux, et elle a raison. Pour ces affections, que faut-il? Des distractions, un air pur, de la locomotion, un changement de climat; ajoutons à tout cela l'efficacité plus ou moins grande des eaux thermales, et nous trouvons de nombreuses chances de soulagement, sinon de guérison.

Après avoir épuisé toutes les drogues du *Codex* et les traitements les plus opposés, on a adopté une marche qui a du moins l'avantage d'être plus inoffensive que les formules de l'ancienne faculté : les moyens violents tombent en désuétude.

L'eau est aujourd'hui en très-grande faveur, bains russes, bains orientaux, bains froids, bains minéraux, sont également employés par l'école moderne. Où envoie-t-on la classe innombrable des malades qui souffrent d'affections nerveuses? Aux eaux; de même pour les malades dits imaginaires.

C'est que les eaux minérales sont reconnues aujourd'hui comme la médication la plus active des maladies chroniques; les médecins la prescrivent d'autant plus volontiers que les malades l'acceptent avec plus d'empressement.

Le docteur Patissier, qui a écrit des choses si justes et si sensées sur la thérapeutique des eaux, mentionne deux cent cinquante stations thermales ; mais on n'est pas suffisamment fixé sur les applications à faire, parce qu'on n'a pas assez spécialisé.

L'Annuaire des Eaux de la France présente près de trois cents stations, et nous devons dire que le nombre augmente tous les ans, par les découvertes qu'on fait dans des localités jusqu'à ce jour ignorées. Cette multitude d'eaux minérales représente-t-elle une richesse réelle pour la thérapeutique? Non, parce qu'il y a double emploi et superfluité. Cependant la multiplicité des sources est un bienfait pour les localités qui les possèdent, et les personnes fixées au sol et empêchées de faire de longs voyages trouvent à quelques pas de leur domicile des ressources qu'elles seraient obligées d'aller chercher fort loin.

Quelle est l'origine des eaux thermales? Voici le résumé des opinions de M. Élie de Beaumont sur ce sujet : nous l'empruntons à l'excellent ouvrage de M. Bouquet, sur les eaux de Vichy.

« Le globe terrestre renferme dans son intérieur un immense foyer, dont l'incessante activité nous est révélée par les éruptions volcaniques et tous les phénomènes qui s'y rattachent.

« Les éruptions volcaniques amènent à la surface du sol :

« Des roches en fusion ou des laves, des matières volatiles, de la vapeur d'eau, des gaz, des sels de soude, de fer, de cuivre.

« On voit, dans les cratères et les laves, des jets de vapeur qui, en se condensant, font des sources thermales.

« Celles-ci proviennent, comme les émanations volcaniques elles-mêmes, d'une distillation naturelle, dans laquelle la vapeur d'eau sert de véhicule aux molécules entraînées:

« En général, les sources minérales se montrent par groupes.

« Il y en a une ou plusieurs principales qu'on peut considérer comme des volcans privés de la faculté d'émettre aucun autre produit que des émanations gazeuses, lesquelles arrivent à la surface condensées en eaux minérales et thermales.

« A l'entour se trouvent des sources moins chaudes, provenant d'eaux superficielles ayant pénétré par des dislocations du sol. Ainsi chargées de matériaux puisés à leur origine ou rencontrés dans leur cours, les eaux minérales apparaissent à mes yeux. »

D'après M. Bouquet, il faut diviser les sources minérales en deux groupes principaux :

Les unes ayant, en raison de leur origine géologique, une grande identité de composition, comme il arrive à Vichy et à Carlsbad ; les autres superficielles, dues à la lixiviation des terrains et dont l'analyse offre des résultats très-variables.

Ces notions indispensables données, arrivons à traiter des différents modes d'administration des eaux minérales ; il y a :

1° L'usage *interne*,

2° L'usage *externe*.

Parmi les eaux minérales, il en est beaucoup qui ne

s'emploient guère qu'en boisson ; ce sont en général des eaux ferrugineuses et froides.

L'usage interne exige les plus grands soins, car la dose et le mode d'administration doivent varier suivant la proportion de leur minéralisation, suivant les maladies qu'on veut guérir.

Les eaux minérales s'administrent presque toujours par doses de 100 à 200 ou 250 grammes. On prend ces doses ou verrées à des intervalles d'un quart d'heure ou d'une demi-heure, habituellement à jeun, de grand matin, quelquefois aussitôt après le repas.

Pour ce qui concerne l'usage externe des eaux thermales ou des *bains*, il faut considérer séparément l'absorption de l'eau et l'absorption des sels ; l'absorption de l'eau nous paraît dépendre de sa température.

La question de l'absorption des sels est encore très-vivement discutée et non résolue.

En dehors du traitement du rhumatisme, il est rare qu'on recherche dans les bains minéraux une température très-élevée ; il est plus rare encore qu'on les administre à une température basse.

La durée des bains varie nécessairement, suivant leur température ; si l'eau est très-chaude, on ne doit rester que très-peu de temps dans la baignoire ou piscine. Les bains prolongés sont surtout utilisés dans les maladies de la peau et dans les rhumatismes.

Il y a aussi des boues dites *minérales :* on donne ce nom à des terres délayées par les eaux minérales et imprégnées de leurs principes gazeux et salins. Ces espèces de bains sont beaucoup moins recherchés aujourd'hui qu'autrefois. On ne fait guère usage des boues minérales qu'à Bourbonne, à Aix, dans les Alpes-Maritimes, à Ussat dans l'Ariége, à Bagnols, à Urriage et à Saint-Amand.

Il ne suffit pas de faire connaître les divers usages des eaux minérales et thermales; il y a des conditions hygiéniques, sans lesquelles on ne saurait obtenir les résultats thérapeutiques qu'on attend du traitement thermal. Le changement de climat, le changement d'habitude par la distraction et l'exercice auxquels on se livre dans les établissements de bains, participent beaucoup aux cures qu'on obtient.

Le climat et la température ne sauraient être pris en trop grande considération, de même que la saison qui donne le degré de chaleur voulue; puis, dans le sens hygiénique, l'exercice a aussi une très-grande influence; on a pu remarquer qu'un des grands avantages des eaux situées dans les montagnes, c'est de changer les promenades à pied ou à cheval en parties de plaisir. Le voisinage des forêts résineuses ou de la mer fournit aussi des indications spéciales ; il s'y produit, comme autour des sources sulfureuses et dans les grandes exploitations de salines, une exhalation permanente de principes médicamenteux. Un de nos confrères, qui a visité dernièrement Arcachon, nous a dit que cette station doit sa vogue rapide et inespérée aux forêts de pins qu'on a plantées dans la lande et dont les émanations résineuses calment les irritations de poitrine.

Oui, l'hygiène, c'est-à-dire, une ligne de conduite à suivre dans tels ou tels bains, agit autant sur les malades et peut-être plus que les bains eux-mêmes. En un mot, les conditions atmosphériques, l'exercice pris dans de sages mesures, les distractions, tels sont les trois éléments que les baigneurs doivent rencontrer aux eaux thermales; dans le cas contraire, ils se seront déplacés sans le moindre avantage pour leur santé.

Vous auriez beau faire couler au centre de Paris les eaux minérales les plus actives, les plus pures, vous n'obtiendriez point les résultats qu'elles produisent à Vichy, à Bagnères, au Mont-Dore, à Aix en Savoie, à Plombières, à Bade, etc. Du reste, les médecins de nos principaux établissements thermaux ont tous remarqué que les eaux ne produisent pas sur les habitants des localités où elles sont situées les mêmes effets que sur les personnes qui viennent de loin.

Cela se comprend et peut s'expliquer très-facilement. La médication thermale devient principalement efficace par le changement de climat, d'habitudes, par les distractions et l'exercice que l'on prend à toutes les heures du jour.

« Les conditions atmosphériques, dit M. Durand-Fardel, l'exercice et la distraction, tels sont les trois éléments pris dans le sens hygiénique, que les malades ont à rencontrer aux eaux minérales.

« Le climat, l'altitude, la température, doivent être pris en considération; la direction des vents habituels ne sera pas toujours négligée. Le voisinage des forêts résineuses ou de la mer pourra fournir des indications spéciales. La saison ne saurait être indifférente et se rapporte, à peu près, aux mêmes indications que le climat. La chaleur, par exemple, devant être recherchée d'une manière générale pour les rhumatismes, évitée pour les maladies de foie.

« On ne saurait trop insister sur la convenance de développer autour des établissements thermaux tous les moyens de faciliter l'exercice, et d'y entraîner par le plaisir et par l'exemple. Un des grands avantages des eaux situées dans les montagnes, c'est de faciliter par la beauté des sites, par l'entraînement des courses à cheval, des habitudes d'une haute portée sous le rapport hygiénique et thérapeutique [1]. »

Nous approuvons complétement cette apréciation des établissements thermaux qui offrent trois catégories de moyens thérapeutiques :

1° Le médicament constitué par l'eau minérale ;

2° Les modes d'administration et de traitement, compris sous la dénomination de moyens hydrothérapiques ;

3° Les conditions hygiéniques qui s'y rencontrent à un degré plus ou moins élevé.

Nos plus célèbres praticiens ont classé les eaux minérales d'après les principes chimiques qui y prédominent : cette classification est la plus simple, la plus naturelle ; on n'a pas à craindre de s'égarer dans le dédale d'innombrables divisions et subdivisions ; elles présentent toutes beaucoup d'imperfections. D'ailleurs, nous trouvons dans l'*Annuaire* une classification que nous adoptons avec quelques modifications sans grande importance.

« Il faut, dit l'*Annuaire,* pour classer chimiquement les eaux minérales, tenir compte seulement de leur éléments que leur abondance permet de considére comme essentiels : ceux-là se réduisent à deux bases

1. *Traité thérapeutique des eaux minérales.*

la soude et la chaux qui entraînent, pour ainsi dire, avec elles, la magnésie, et à quatre acides:

« L'acide carbonique,

« L'acide chlorhydrique,

« Les acides sulfhydrique et sulfurique.

« Si l'on considère que les bases qui accompagnent habituellement ces acides dans les eaux minérales n'y sont que par suite de l'action de ces acides eux-mêmes sur des minéraux décomposables, on est conduit, lorsqu'on se place au point de vue purement chimique, à établir de grandes divisions dans les eaux minérales, d'après la nature de l'élément acide dominant. D'où résultent trois grandes classes, suivant que les sels dominants sont des *carbonates*, des *sulfures* ou *sulfates*, ou des chlorures [1]. »

On ne reconnaît et on n'admet que cinq classes d'eaux minérales partagées elles-mêmes en douze sous-divisions:

1° *Eaux sulfurées :* sodiques calcaires;

2° *Eaux chlorurées :* sodiques, sodiques sulfureuses.

3° *Eaux sulfatées :* sodiques, calcaires, magnésiques, mixtes;

4° *Eaux bicarbonatées :* sodiques, calcaires, mixtes;

1. *Annuaire des Eaux de France*, p. 322.

5° *Eaux ferrugineuses:* ferrugineuses, ferrugineuses-manganésiennes.

Pour ce qui concerne la distribution géographique des eaux minérales, nous emprunterons à l'*Annuaire* les considérations que nous y trouvons sur ce sujet intéressant.

« Sur un millier de sources minérales qu'on a signalées en France, huit cents, au moins, appartiennent aux régions montagneuses, et sortent de roches d'origine ignée ou de terrains sédimentaires, qui portent plus ou moins profondément l'empreinte de leur action.

« Si l'on va plus loin, et qu'on examine avec soin la nature prédominante des eaux de telle ou telle contrée montagneuse, on ne tarde pas à s'apercevoir que là encore il y a des préférences, et il ne sera pas difficile de voir, par exemple, que les eaux acidules sont aussi abondantes dans le massif central de la France, que les sources dites *sulfureuses* le sont dans la chaîne des Pyrénées.

« Pour diviser un territoire comme celui de la France en un certain nombre de régions caractérisées par leur hydrologie minérale, il faut, non-seulement, tenir compte des principales conditions orographiques et géognostiques de chaque contrée, mais aussi s'éclairer des résultats fournis par la chimie sur la nature même de ces eaux minérales. Ainsi, la carte qui résumerait ces données, bien que basée sur la géologie, pourrait, dans les grandes circonscriptions, différer notablement des limites qui seraient posées au point de vue purement géographique [1]. »

Sur ces données, on a tracé, sur la carte des eaux minérales, huit grandes divisions caractérisées sous les noms suivants :

1° *Région du massif central de la France ;* elle s'étend du nord au sud, d'Avallon au Vigan, ou plutôt à Lodève ; de l'est à l'ouest, entre le Rhône ou Montrond ou Confolens ; elle comprend l'Allier, l'Ardèche, l'Aveyron, le Cantal, la Corrèze, la Creuse, le Gard, la Loire, la Haute-Loire, la Lozère, la Nièvre, le Puy-de-Dôme, le Rhône ;

2° *Région pyrénéenne* ; elle comprend : l'Ariége, l'Aude, la Haute-Garonne, le Gers, l'Hérault, les Landes, les Hautes et Basses-Pyrénées ;

3° *Région des Alpes et de la Corse ;* elle comprend : les Hautes et Basses-Alpes, les Bouches-du-Rhône, la Corse, la Drôme, l'Isère, le Vaucluse ;

4° *Région du Jura, des collines de la Haute-Saône, des Vosges ;* elle comprend : l'Ain, la Côte-d'Or, le

1. *Annuaire des eaux de France* (Introduction).

Doubs, le Jura, la Haute-Marne, la Meurthe, la Moselle, le Haut et le Bas-Rhin, la Haute-Saône, Saône-et-Loire, les Vosges;

5° *Région des Ardennes et du Hainaut.* Presque toutes les sources comprises dans ce groupe sont étrangères à la France, et nous n'y trouvons que le seul département des Ardennes; les eaux de Spa, de Seltz, d'Aix-la-Chapelle, font partie de ce groupe;

6° *Région du nord-ouest*; elle comprend : la Vendée, la Bretagne, la Normandie et les six départements suivants: Calvados, Côtes-du-Nord, Loire-Inférieure, Maine-et-Loire, Mayenne, Orne;

7° et 8° *Régions de plaines*; on comprend sous ce nom toute la partie de la France qui ne présente que des collines peu élevées; plus de la moitié de la superficie de la France s'y trouve enchâssée.

Ces deux régions se composent des départements suivants, pour les plaines du nord :

Aisne, Aube, Loir-et-Cher, Loiret, Marne, Nord, Oise, Orne, Pas-de-Calais, Sarthe, Seine, Seine-Inférieure, Seine-et-Marne, Seine-et-Oise, Deux-Sèvres, Vienne;

Pour les plaines du midi :

Dordogne, Gironde, Lot, Lot-et-Garonne, Tarn.

III

Thérapeutique des eaux minérales. — Monographie des principaux établissements au point de vue des maladies. — Maladies de la peau. — Scrofules.

Longtemps on a étudié les maladies de la peau à un point de vue d'ensemble, et sous la dénomination beaucoup trop générale de *dartres;* de nos jours, la forme de la maladie cutanée est tenue au second plan par le fait de la disposition générale : on a adopté le nom de *diathèse herpétique;* nous n'avons pas à entrer ici dans des détails qui sont du ressort de la médecine transcendante; arrivons sans préambule au traitement.

Il est reconnu que les eaux minérales *sulfureuses* constituent la médication spéciale de la diathèse herpétique et des maladies de la peau considérées en elles-mêmes. Les eaux sulfureuses qui peuvent être employées avec le plus de succès sont :

Les eaux sulfurées sodiques;

Les eaux sulfureuses calciques;

Les eaux chlorurées sodiques sulfureuses.

Ces mêmes eaux, prises en boisson, n'ont pas une très-grande efficacité; l'opinion des médecins est presque unanime à cet égard.

« Plusieurs malades, dit M. Gerdy, s'imaginent ne pouvoir guérir s'ils ne boivent de l'eau minérale; c'est là une opinion complétement erronée. Tous les ans, un bon nombre de malades se guérissent sans avoir bu une seule goutte d'eau, parce que l'état de leur estomac ne le permet pas. Seulement, alors, le traitement peut exiger quelques jours de plus, l'emploi de l'eau à l'intérieur, fort utile comme auxiliaire, n'est pas indispensable. »

Voici, du reste, la nomenclature des stations thermales indiquées pour les maladies de la peau.

Luchon et *Ax* tiennent le premier rang parmi les eaux sulfurées; la multiplicité et la variété des sources permettent d'approprier le traitement, aux conditions les plus différentes dans lesquelles peuvent se présenter les dermatoses.

Cauterets égale presque pour l'efficacité Luchon et

Ax, où l'on trouve des *bains de lait de soufre*. On y trouve des sources où le sulfure se convertit très-rapidement en sulfite et hyposulfite, ce qui laisse aux bains des qualités fort adoucies.

A *Baréges*, au contraire, on trouve un polysulfure qui augmente l'activité de l'eau minérale; on ne doit envoyer à Baréges que les malades qu'on peut considérer comme assurés contre les conséquences d'une excitation trop vive à la peau.

Les eaux de *Saint-Sauveur*, près de Baréges, les *Eaux-Chaudes*, près des Eaux-Bonnes, surtout les eaux de Molitg, dans les Pyrénées-Orientales sont plus sédatives qu'excitantes; elles ne conviennent guère qu'aux constitutions névropathiques; il en est de même des sources d'*Amélie*, du *Vernet*, d'*Olette* dans les Pyrénées-Orientales, de *Bagnols* dans la Lorèze; d'*Aix-en-Savoie*.

Moins nombreuses que les eaux sulfurées sodiques, les eaux sulfurées calciques ont des propriétés relativement sédatives; les stations les plus importantes sont *Enghien*, *Gréoulx*, *Allevard*, et à l'étranger, *Schinznach* et *Baden* en Suisse, *Acqui* en Piémont, *Saint-Gervais* dans les Alpes-Maritimes.

De toutes les eaux utilisées dans le traitement des maladies de la peau, celles de Saint-Gervais sont les moins excitantes, et les malades les plus irritables les supportent très-facilement.

Les eaux *chlorurées-sodiques* et *les bains de mer* exercent aussi une heureuse influence sur les dermatoses.

Le meilleur traitement des maladies de la peau provenant de scrofules est une combinaison de la double médication chlorurée sodique et sulfureuse.

Les eaux bicarbonatées sodiques sont très-souvent employées dans les maladies de la peau. Mais si elles sont trop fortes, comme celles de Vichy, elles pouraient au contraire augmenter le mal.

Quelle est la forme la plus commune des maladies de la peau? L'*eczéma,* ou type des dermatoses diathésiques, des dartres. C'est celle que l'on trouve surtout aux établissements thermaux, parce qu'elle est la plus commune. *Enghien, Aix-la-Chapelle, Luchon, Cauterets, Uriage,* sont les stations où l'on envoie les malades d'une constitution lymphatique ou scruful*é*use.

Les dermatoses, ou affections de la peau, prennent très-souvent des formes pustuleuses; on les désigne, dans ce cas, sous le nom d'*impétigo*. Ici, les eaux sulfureuses fixes et actives doivent être employées; les sources les plus fortes, d'*Ax,* de *Luchon,* de *Baréges, d'Olette* sont désignées pour l'*impétigo,* et, dans les formes chroniques anciennes, on emploie avec succès les douches sulfureuses.

La *mentagre, couperose* ou *acné* est une des affections de la peau le plus difficiles à guérir. On peut envoyer à Vichy les malades qui ne sont ni trop impressionnables, ni trop affaiblis. Les eaux d'*Ems* sont très-généralement employées et très-préférables.

La *teigne*, maladie de la peau qu'on ne rencontre guère que chez les enfants ou chez les adultes, réclame aussi la médication thermale, au point de vue de la constitution générale des sujets qui en sont atteints, constitution presque toujours lymphatique ou scrofuleuse; les bains de mer figurent en tête des indications.

La nomenclature des diverses affections de la peau serait beaucoup trop longue, et nous devons nous borner à indiquer les principales ; nous n'avons pas la prétention de vouloir faire un cours de médecine thermale, nous voulons seulement donner quelques conseils pratiques et d'une exécution aussi facile qu'elle sera profitable.

On indique, dans presque toutes les maladies de la peau, les eaux minérales comme médication, surtout si les malades sont sous la dépendance d'une diathèse susceptible d'être modifiée par les sources thermales.

Pour ce qui est du choix des eaux minérales et de leurs modes d'administration, chacun devra prendre l'avis de son médecin, qui décidera quelle station lui convient le mieux, après avoir étudié les conditions générales de l'organisme, le tempérament, l'état actuel des diverses fonctions, le caractère anatomique de la dermatose et le degré d'irritation actuelle ou d'excitabilité qu'elle présente.

Les eaux minérales sont encore plus efficaces pour la guérison des *scrofules* que pour les maladies de la peau. Envisagées au point de vue de la diathèse, les scrofules indiquent toujours les eaux minérales, dit M. Durand-Fardel ; il paraît même qu'on les a traitées avec quelque efficacité auprès d'un grand nombre de sources, très-différentes, sous le rapport de leur température, du degré ou de la nature de la minéralisation, de leurs conditions topographiques.

Quant aux indications particulières, c'est-à-dire relatives au choix des eaux minérales et à la direction du traitement thermal, elles dépendent tantôt des conditions générales de l'organisme ou de l'âge du sujet, tantôt et le plus souvent des conditions de forme, de siége, d'ancienneté des manifestations diathésiques.

Il est reconnu que les eaux *chlorurées sodiques fortes*,

avec les eaux mères des salines, constituent la médication spéciale des scrofules; les eaux *sulfurées* leur sont également applicables, mais à un titre moins spécial.

Les eaux thermales sulfurées offrent, pour la plupart, des conditions hygiéniques supérieures. En première ligne figurent les eaux des Pyrénées et de la Suisse.

Le traitement des scrofules et de leurs nombreuses manifestations est nécessairement de longue durée; il faut, ou le prolonger dans certaines circonstances, ou en général y revenir à plusieurs reprises.

La diathèse scrofuleuse ne se prête guère à une curation directe et absolue.

Aussi les médecins doivent-ils chercher surtout dans leur traitement à atténuer la diathèse, à en atténuer les manifestations.

Dans notre nomenclature et appréciation des bains de France et de l'étranger, que nous donnons plus loin, nous indiquons les stations où l'on doit, de préférence, envoyer les scrofuleux.

IV

De l'action des eaux thermales sur les maladies de l'appareil respiratoire. — Sur la goutte. — Sur le rhumatisme. — Maladies de l'estomac et de l'intestin. — Du foie. — Gravelle. — Calculs.

Les maladies de l'appareil respiratoire se manifestent sous tant de formes et avec des incidents ou phénomènes si terribles, que la médecine leur a, de tout temps, consacré ses études les plus sérieuses : le traitement reconnu le plus efficace par l'école moderne est l'emploi des eaux thermales.

Nous n'avons pas à énumérer et à décrire ici les diverses affections de la poitrine ; ce serait entreprendre un cours de nosographie, et tel n'est pas notre but : nous nous bornerons à quelques indications indispensables sur les principales eaux thermales.

C'est principalement à l'état catarrhal que s'adresse

le traitement thermal des maladies de l'appareil respiratoire. Les eaux spécialement recommandées par les médecins dans ces cas malheureusement trop communs sont les eaux *sulfurées*, qui possèdent des propriétés spéciales relativement à l'élément catarrhal : nous recommandons les *Eaux-Bonnes*, *Cauterets*, *Amélie*, *le Vernet*, *Bagnols*, *Allevard*, *Saint-Honoré*, *Enghien*, *Pierrefonds*, etc.

On emploie les eaux du *Mont-Dore* principalement par un mode externe; elles ont la propriété d'agir sur les fonctions de la peau.

Les praticiens les plus distingués attribuent aux eaux minérales appliquées au traitement de la phthisie pulmonaire :

Une action sur l'état constitutionnel ou diathésique, sous l'empire duquel les tubercules menacent de se développer ou se développent;

Une action sur l'état catarrhal qui accompagne la tuberculisation pulmonaire et agit sur elle; mais on ne saurait leur reconnaître une action sur les tubercules eux-mêmes.

Les eaux *chlorurées sodiques* peuvent convenir dans certains traitements de la phthisie, de même que les *bains de mer;* on ne les prescrit que si la maladie est très-prononcée.

Les eaux *sulfurées bicarbonatées sodiques* peuvent être utilement employées dans la première période de la phthisie; mais il faut qu'elle suive une marche graduelle et lente, sans secousses ni réaction; les médecins ne sauraient être trop circonspects dans les conseils qu'ils donnent, à cet égard, aux malades.

S'il y a hémoptysie, il faut bien se garder de recourir à la médication thermale.

A part la notoriété toute particulière des *Eaux-Bonnes*, les eaux minérales spéciales, contre le catarrhe bronchique, sont applicables au même titre à la phthisie.

On emploie les eaux minérales, en boisson, dans le traitement des catarrhes et surtout de la phthisie. Leur usage par inhalations est aussi très-recommandé et produit les plus heureux résultats; mais l'opportunité de ce traitement tout nouveau demeure subordonnée à la nature des principes à *inhaler*, c'est-à-dire à absorber par la respiration, ainsi qu'à l'état des organes à mettre en contact avec eux.

Près de la plupart des eaux sulfureuses, il se produit une inhalation naturelle, parce que, soit autour des sources, en buvant l'eau minérale, soit dans le bain ou sous la douche on respire l'hydrogène sulfuré, plus ou moins accompagné de vapeur d'eau.

L'inhalation généralement adoptée en Allemagne où elle est employée d'une manière très-méthodique n'est guère pratiquée en France. On n'en a fait des essais qu'à *Cauterets*, aux *Eaux-Bonnes* et dans deux ou trois autres établissements.

Quant aux diverses formes des maladies de poitrine et aux nombreuses dénominations sous lesquelles on les connaît, nous en parlerons dans les monographies des eaux thermales qui leur sont appliquées comme traitement spécial.

Après les maladies de poitrine, la *goutte* est une des affections les plus communes et celle pour laquelle les eaux sont un bienfait. Et pourtant cette maladie ne tient pas une très-grande place dans la thérapeutique thermale; on ne connaît guère que trois stations en Europe qui soient réputées spéciales pour la goutte.

Vichy, en France.

Wiesbaden, dans le duché de Nassau.

Carlsbad, en Bohême.

Chose très-remarquable, ces trois stations spéciales pour la goutte sont de qualité différente, et chacune est fort caractérisée dans son espèce.

Vichy.—Bicarbonatée sodique.

Carlsbad.—Sulfatée sodique.

Wiesbaden.—Chlorurée-sodique.

On applique spécialement les eaux de *Vichy* au traitement de la goutte aiguë et régulière ; on les emploie surtout en boisson.

Carlsbad se rapporte spécialement à la goutte aiguë ou chronique, avec complication abdominale, torpeur de l'appareil digestif, etc.

Wiesbaden, à la goutte chronique et aux formes asthéniques de la goutte.

Si l'état du malade est névropathique avec tendance à la mobilité de la goutte, *Néris* doit être préféré à *Vichy*.

Si la goutte aiguë est asthénique, les eaux de *Bourbonne*, d'*Aix-la-Chapelle*, de *Wiesbaden* doivent être indiquées ; mais on ne les emploiera qu'avec une certaine réserve.

Si les engorgements goutteux sont très-développés, on donnera la préférence à *Bourbonne*, *Bourbon-l'Archambault*, *Kissingen*.

S'il règne un état asthénique, on indiquera les eaux ferrugineuses de *Spa*, de *Pyrmont*, les eaux sulfurées de *Cauterets*, *Luchon*, *Aix-en-Savoie* ; les eaux faiblement minéralisées de *Néris*, de *Tœplitz*.

Si nous étions encore dans la période païenne, les

rhumatisants devraient honorer d'un culte tout particulier les divinités qui seraient censées présider à nos sources thermales. En effet, c'est pour le rhumatisme que les bains semblent exister d'une manière toute spéciale.

La famille des rhumatismes est aussi nombreuse que celle des anciens patriarches ; on en trouve sur toutes les parties du corps, et ils prennent toutes sortes de caractères; leur traitement par les eaux minérales est beaucoup moins compliqué qu'on ne serait tenté de le croire au premier abord.

Les eaux minérales n'agissent dans le rhumatisme que par deux éléments de la médication thermale :

La thermalité;

Les procédés hydrothérapiques.

Les eaux minérales à température très-élevée sont à proprement parler spéciales pour le rhumatisme : bains, douches, étuves, tels sont les moyens dont il faut user. Nous ne mentionnerons pas ici toutes les eaux minérales indiquées pour le traitement du rhumatisme simple, car il nous faudrait faire l'énumération de la plupart des sources connues.

Les eaux *sulfurées* , *chlorurées sodiques, bicarbonatées sodiques, sulfatées,* sont employées avec un égal succès.

Chez les individus mous et lymphatiques, on emploiera les eaux sulfurées actives de ***Baréges, Luchon, Ax***, etc., ou des eaux ***chlorurées sodiques***, telles que ***Bourbonne***, ***Balaruc***, ***Bourbon - l'Archambault***, ***Uriage***, etc.

Dans les rhumatismes nerveux, on aura recours aux eaux de ***Saint-Sauveur***, aux ***Eaux-Chaudes***, de ***Plombières***, de ***Luxeuil***, de ***Bourbon-Lancy***, de ***Lamalou***.

Dans le rhumatisme accompagné d'engorgements ou d'épanchements articulaires, on emploiera ***Baréges, Bourbonne, Balaruc***, etc. Dans les engorgements très-anciens, ***les boues*** de ***Saint-Amand*** ou de ***Dax***.

Les affections ou maladies de l'estomac sont très-nombreuses et souvent très-intenses ; on les rattache toutes à trois séries d'états pathologiques, qui sont :

1° La dyspepsie ;

2° La gastralgie ;

3° Les altérations organiques.

« La dyspepsie, dit Cullen, c'est le défaut d'appétit, le vomissement qui survient quelquefois, les distensions subites et passagères de l'estomac, etc.

Les eaux minérales spéciales dans le traitement de la dyspepsie sont :

1° Les ***bicarbonatées sodiques***;

2° Les *bicarbonatées calcaires;*

3° Les *ferrugineuses.*

Il est à remarquer que ces trois séries d'eaux minérales offrent une circonstance qui leur est commune; c'est la présence de l'acide carbonique libre; on doit exclure de ce traitement les eaux ferrugineuses non gazeuses.

Vichy est la meilleure station pour les *dyspeptiques,* et la source de *l'Hôpital* a des vertus qui leur sont spécialement favorables. Les eaux de Plombières passent aussi pour être très-spéciales dans le traitement de la *dyspepsie;* on indique aussi *Carlsbad,* en Bohême.

Le caractère essentiel de la dyspepsie est le trouble habituel de la digestion.

La *gastralgie* se caractérise, ou plutôt se manifeste par une douleur, qui se montre tantôt par accès périodiques, tantôt continue; elle est, le plus souvent, indépendante de la digestion.

La gastralgie apparaît sous différentes formes :

Par accès, vulgairement appelées *crampes d'estomac;*

D'autres fois, par des douleurs cardialgiques.

Les eaux minérales ne peuvent guère s'appliquer directement à la gastralgie elle-même, si ce n'est à la gastralgie par accès, c'est-à-dire aux crampes d'estomac.

Dans les formes de gastralgie où la douleur est connue ou habituelle, la médication thermale devient très-difficile à appliquer, et on court même risque d'accroître les phénomènes névralgiques; on ne doit pas, dans ces cas, recourir aux eaux de Vichy, mais plutôt à *Plombières, Ems* et *Saint-Alban.*

S'il y a combinaison de phénomènes dyspeptiques et gastralgiques, le choix dépendra de la prédominance de la dyspepsie ou de la gastralgie.

Les personnes atteintes de gastralgies rhumatismales se trouvent bien des eaux de *Néris*, de *Plombières,* de *Chaudes-Aigues.*

A côté des maladies de l'estomac, nous devons placer celles des intestins, qui sont très-nombreuses et très-difficiles à traiter, lorsqu'elles existent à l'état chronique. Les établissements thermaux les plus efficaces sont *Vichy* et *Plombières.*

L'*entérite* chronique se traite presque toujours par les bains, surtout à Vichy; l'eau minérale est rarement supportée à l'intérieur, et elle aggrave souvent les accidents, même prise à faible dose.

L'*entéralgie* se soigne par des eaux minérales très-différentes, suivant qu'on lui reconnaît une origine rhumatismale, ou bien si elle provient de dyspepsie.

Dans le premier cas, on envoie les malades aux bains suivants : *Mont-Dore*, *Chaudes-Aigues*, *Saint-Laurent*, *Néris*, *Foncaude*, *Bagnères-de-Bigorre*, *Plombières*.

Dans le second, surtout s'il y a complication de névropathie, on choisira *Vichy*.

Dans cette rapide monographie des maladies à soigner par les eaux thermales, nous ne pouvons passer sous silence les *affections du foie*, qui prennent souvent un caractère très-grave.

Les eaux spéciales dans le traitement des engorgements, quelle que soit leur nature, sont les *bicarbonatées sodiques*.

Les eaux minérales peuvent être employées très-utilement dans quelques états morbides du foie, etc.

La médication thermale, qui se rapporte spécialement aux engorgements du foie, s'emploie aussi pour les *calculs biliaires*; il faut, pour guérir les calcnls, activer le cours de la bile et les propriétés du tissu de l'appareil d'excrétion; modifier la composition de la bile elle-même. On emploie, dans presque tous les cas, les eaux bicarbonatées sodiques de *Vichy*, de *Vals*, d'*Ems*, de *Saint-Alban*, de *Carlsbad*.

On désigne, sous le nom de *gravelle urique,* la présence de graviers dans l'urine; on emploie de préférence les *eaux bicarbonatées sodiques* et principalement celles de *Vichy.*

Si l'état catarrhal de la vessie résiste aux moyens thérapeutiques ordinaires, on doit avoir recours aux eaux minérales *bicarbonatées sodiques, sulfatées* ou *carbonatée scalcaires*, même *sulfurées;* mais il faut être d'une prudence extrême; car, si les eaux étaient appliquées en temps inopportun, elles nuiraient au lieu de soulager.

V

Effets des eaux thermales sur les maladies de la matrice. — Sur les paralysies. — La syphilis. — La chloro-anémie. — Le diabète.

Nous ne possédons encore que des documents et informations incomplets sur le traitement thermal des maladies de la matrice : nous ne pouvons donc poser que des indications dont la clarté laisse à désirer ; elles suffiront, toutefois, pour guider les malades dans les cas les plus communs et les plus accentués.

Les praticiens désignent, sous le nom de *métrite chronique*, l'ensemble pathologique qui comprend l'engorgement, le catarrhe utérin, les ulcérations ou érosions du col.

Sous la dénomination de déplacement de la matrice, ils comprennent l'abaissement, les déviations étudiées,

18

au point de vue de l'état de relâchement et d'atonie qu'ils supposent exister dans l'appareil utérin.

Les stations thermales qui conviennent à ces trois ordres de faits sont celles dont les eaux peuvent être classées parmi les *sulfurées :* les bains de *Saint-Sauveur*, des *Eaux-Chaudes,* de *Luchon,* de *Cauterets,* de *Bagnols,* sont considérées comme très-propres aux métrites chroniques.

D'après M. Gerdy, l'eau d'*Uriage* exerce sur le système utérin une action des plus prononcées; M. Le Bret déclare qu'il n'a jamais pu faire supporter les eaux de *Balaruc* aux femmes affectées de métrite chronique.

Les eaux de *Vichy* agissent surtout à titre de médication générale et reconstituante. Les eaux d'*Ussat*, douces et sédatives, n'agissent que sur les sujets nerveux et dont la maladie est récente; il en est de même des eaux du *Foulon* et de *Salut,* à Bagnères-de-Bigorre. On peut aussi envoyer les malades à *Plombières.*

On applique les eaux minérales au traitement de la *paralysie.*

On indique le traitement thermal à la suite d'une *apoplexie,* lorsque la marche des symptômes annonce que la lésion célébrale est en voie de réparation.

Les eaux *chlorurées sodiques* doivent être préférées

lorsqu'il y a *hémiplégie*. Il y a des eaux chlorurées sodiques fortes, telles que : *Bourbonne, Bourbon-l'Archambault, Balaruc, Lamotte, Wiesbaden;* des eaux chlorurées sodiques faibles, telles que : *Néris, Luxeuil, Bourbon-Lancy, Gastein,* etc.

La *paralysie hystérique* se prête beaucoup moins que la *paralysie rhumatismale* à la médication thermale : *Saint-Sauveur* et *les Eaux-Chaudes* sont généralement indiquées. Les eaux de *Balaruc* ont donné d'excellents résultats dans la *paralysie essentielle des enfants.*

Le traitement thermal de la *syphilis* s'opère, d'une manière toute spéciale, par les *eaux sulfurées.*

La *chlorose* et l'*anémie* se traitent par les eaux ferrugineuses dont les heureux résultats se trouvent constatés par nos plus célèbres praticiens.

« Dans le traitement des anémies, dit M. Astrié, on préférera parmi les *eaux sulfureuses,* celles des *Pyré nées* et, parmi celles-ci, les sources douces et ferro-manganésiennes d'*Ax,* les sulfurées faibles de *Luchon,* du *Vernet,* des *Eaux-Chaudes,* de *Cauterets,* de *La Preste,* de *Molitg.*

« Pour ce qui concerne le traitement sulfuro thermal,

appliqué à la chlorose, il est un puissant auxiliaire de la médication spécifique des ferrugineux. C'est surtout dans les chloroses lymphatiques, ou liées à la suppression, l'irrégularité du flux menstruel que les eaux auront les effets les plus prompts et les plus sûrs. On pourra indiquer les eaux d'*Ax*, de *Saint-Sauveur*, du *Vernet, les Eaux-Chaudes, les Eaux-Bonnes, Cauterets, Luchon, Gréoulx, Uriage, Viterbe.* Les eaux tempérées et faibles de *Saint-Sauveur* et d'*Ax* conviennent parfaitement aux chloroses des femmes nerveuses.

« Les eaux de *Vichy*, dit M. Petit, sont extrêmement favorables dans les anémies accompagnant des états pathologiques auxquels elles se trouvent utilement applicables elles-mêmes; elles sont très-salutaires pour les anémies des jeunes enfants, avec pâleur, essoufflement et surtout céphalalgie. Elles s'appliquent également très-bien à ce que les Allemands ont appelé *chlorose de l'âge de retour.* »

Terminons ce tableau nosographique par le *diabète,* dont le traitement est plutôt hygiénique que thérapeutique; jusqu'à ce jour, on ne lui a appliqué la médication thermale que sous deux formes :

Eaux de Vichy et *bains de mer.*

Vichy est, en effet, la seule station dans laquelle le

traitement des diabétiques ait été fait jusqu'à ce moment, avec quelque succès.

Ce rapide aperçu ne contient que des données très-incomplètes sur la thérapeutique thermale; nous ne saurions entrer dans de plus longs détails sans entraîner nos lecteurs dans la partie technique de la science médicale et presque de la pharmacie. Or, un *Guide* doit, par-dessus tout, se garder d'être ennuyeux, car personne ne consentirait à le suivre; voilà pourquoi nous avons tâché d'abréger la route qui nous a conduits aux stations de France et de l'étranger.

VI

Monographies, par ordre alphabétique, des établissements thermaux et des bains de mer de France et de l'étranger.

ACQUI. Cette station, située en Piémont, est fréquentée par les personnes atteintes de dermatoses, de rhumatismes, de syphilis. Ces eaux sont sulfurées; il y a tout près d'Acqui plusieurs sources froides et chaudes, salines, ferrugineuses, sulfureuses.

AIX (Bouches-du-Rhône). Les eaux d'Aix ont joui pendant des siècles d'une très-grande réputation ; les Romains y élevèrent des thermes magnifiques; elles tiennent un rang distingué parmi les eaux bicarbonatées calcaires, et sont fréquentées par les rhumatisants.

AIX (Alpes-Maritimes). Cette station thermale est le

rendez-vous de nombreux malades atteints de dermatoses, de scrofules, de phthisie, goutte, rhumatisme, métrite, chlorose, syphilis, etc. Les eaux d'Aix sont formées par deux sources : *Eau de soufre, Eau d'alun*, dénominations qui n'ont aucune signification thérapeutique.

AIX-LA-CHAPELLE (Prusse). Les eaux d'Aix-la-Chapelle, depuis longtemps très-renommées dans toute l'Europe, sont à la fois sulfureuses et chlorurées sodiques. Les maladies qu'on y traite spécialement sont : les rhumatismes, les paralysies, les scrofules, les maladies de la peau, l'atrophie musculaire, la syphilis. On y administre les douches avec beaucoup de soin et on les combine avec le massage et les frictions.

ALET (Aude). Cette station méridionale est fréquentée principalement par les gens du pays; les eaux contiennent du soufre, de la chaux, de la magnésie; on les emploie pour les maladies de l'estomac et des intestins.

ALLEVARD (Isère). D'après l'*Annuaire*, la densité de l'eau d'Allevard est à peu près la même que celle de l'eau distillée ; elle est classée parmi les eaux sulfurées sodiques ou calciques. Cette station, située dans la pittoresque vallée du Grésivaudan, a un établissement thermal considérable ; on y pratique d'une manière spéciale le traitement par inhalations. Les maladies qu'on y soigne sont : les catarrhes, les dermatoses, les scrofules, le diabète, la goutte, la syphilis, la phthisie.

AMÉLIE ou ARLES (Pyrénées-Orientales). Le joli village d'Amélie-les-Bains est situé dans un petit vallon au-dessus du confluent du Tech et du Mondoni. On y applique les vapeurs spontanées au traitement des maladies de poitrine. Les malades peuvent y passer l'hiver dans des établissements particuliers, parfaitement tenus et parmi lesquels on remarque celui du docteur Pujade. On y a construit, il y a quelques années, un hôpital militaire. Les eaux d'Amélie sont désignées pour les scrofules, les catarrhes, la phthisie, la dyssenterie et quelques maladies de la peau.

ANDABRE (Aveyron). Cette station se trouve à quatre kilomètres de Camarès, chef-lieu de canton, dont les grives sont renommées, parce qu'il y a beaucoup de genèvriers. Ses eaux sont très-efficaces pour la dyspepsie, la chlorose et généralement pour les variétés d'anémie.

AUDÉNAC (Ariége). Cette station thermale est située à dix kilomètres de Saint-Girons; il y a deux établissements très-fréquentés. La source dite *Louise* est comparée par le docteur Filhol à celle de *l'Hôpital* de Vichy, mais elle est beaucoup moins ferrugineuse; on l'emploie surtout en boisson.

AULUS (Ariége). Les eaux de cette station sont recommandées spécialement pour la syphilis; elles sont bicarbonatées sulfatées.

AUMALE (Seine-Inférieure). Il y a, dans les eaux d'Aumale, de l'acide carbonique, du carbonate de fer et du chlorure de calcium. La température est froide.

AUTEUIL (Seine). Les eaux d'Auteuil ne datent que du commencement de ce siècle; elles sont froides comme celles de Passy dont elles ont d'ailleurs les propriétés thérapeutiques. Leur action s'exerce principalement sur les fonctions digestives.

AUZON (Gard). Ces eaux contiennent des acides sulfhydrique et carbonique libres, du bicarbonate de chaux, des chlorures alcalins.

AVÈNE (Hérault). Cette station se trouve à 16 kilomètres de Lodève. Les eaux contiennent du carbonate de soude et de chaux, du sulfate de magnésie, du chlorure de sodium.

AX (Ariége). Cette station est, après Luchon, la plus remarquable de la région pyrénéenne, pour la variété et la multiplicité des sources. On compte à Ax cinquante-trois sources aménagées dans les trois établissements de *Couloubret, Teich* et *Breitl.* L'établissement thermal est très-vaste, et on y trouve toutes les commodités, même le luxe de la vie. Ax est fréquenté par les personnes atteintes de chlorose, de rhumatismes, de goutte, de dermatoses de scrofules, etc.

BADEN (Suisse). Des sulfates prédominent dans les eaux de Baden ; elles sont en même temps un peu sulfureuses et chlorurées. On les emploie contre les rhumatismes, les dermatoses, les scrofules.

BADEN-BADEN (Grand-duché de Bade). Voici la Sybaris et l'Athènes des stations thermales de l'Europe. C'est un séjour délicieux, fréquenté par l'opulence et l'élégance, beaucoup plus que par des personnes sérieusement malades.

Il y a toutefois douze sources thermales dont l'abondance est très-grande, et dont les eaux sont considérées comme très-excitantes par le docteur Kramer. On les emploie en bains, en douches et en bains de vapeur, contre la scrofule, la goutte, le rhumatisme, etc.

BAGNÈRES-DE-BIGORRE (Hautes-Pyrénées). Par les délices du pays qui l'avoisine, par l'exubérance de ses sources, par le luxe et la commodité de ses établissements, Bagnères-de-Bigorre mérite, sans contredit, le titre de métropole des thermes pyrénéens. Ses eaux conviennent, en réalité, à ces demi-malades pour qui la thérapeutique consiste principalement dans les distractions et le grand air.

Sur soixante-seize sources analysées par M. Ganderax, sept n'offrent aucune trace de fer. Celles de *Pinac* et de *Labassère* sont sulfureuses. Le *Foulon* et les bains de *Salut* sont faiblement minéralisés. Les eaux de Bigorre sont principalement laxatives et elles empruntent à leur variété de constitution une variété d'action qu'on peut très-bien utiliser. On les indique principalement pour les scrofules, les rhumatismes, la goutte, l'entéralgie, la métrite et les maladies de matrice.

« Eaux mondaines, dit M. Félix Mornand, par conséquent propres à soulager, si ce n'est à guérir des maux, réels sans doute, puisqu'on s'en plaint, mais le plus souvent vagues et indéterminés. »

BAGNÈRES-DE-LUCHON (Haute-Garonne). Cette station thermale est un des plus beaux sites des Pyrénées, avec des sources sulfureuses très-nombreuses, et qui ont à peu près les mêmes vertus curatives que celles de Baréges.

BAGNÈRES-SAINT-FÉLIX (Lot). Station froide. Les eaux contiennent du sulfate de magnésie, de l'acide carbonique, du sulfate de soude; elles agissent principalement sur l'estomac.

BAGNOLES (Orne). Les eaux de Bagnoles sont surtout employées dans les maladies de l'appareil digestif. elles sont faiblement minéralisées et exhalent une odeur hépatique; elles dissolvent très-bien le savon. Vauquelin et Thierry les analysèrent en 1813. Bagnoles est admirablement situé, et dans des conditions hydrothérapiques excellentes.

BAGNOLS (Lozère). Les eaux de cette station sont utilisées en boisson, en bains de piscine, inhalations, douches et étuves, contre les scrofules, la phthisie, le rhumatisme, la goutte, la métrite, la syphilis.

BAINS (Vosges). Les eaux de cette station sont surtout employées à titre de sédatives, comme toutes les sources sulfatées, thermales et à faible minéralisation; on ne fait guère usage en boisson que de la source de *la Vache;* on envoie à Bains les rhumatisants, les goutteux, les gastralgiques.

BALARUC (Hérault). Ces eaux ont une action purgative; leur specialité presque exclusive est le traitement des paralysies et des scrofules, elles se rapprochent beaucoup de celles de Bourbonne. Balaruc est situé au bord du lac de Thau, près de la mer; la température y est très-élevée, mais rafraîchie le soir par la brise.

BARBAZAN (Haute-Garonne). Ces eaux appartiennent à la catégorie des sulfatées, elles ne se prennent presque pas à l'extérieur : on les emploie en bains, douches et en boues, comme celles de Dax.

BARBOTAN (Gers). Cette station est renommée par des *boues* que l'on emploie dans les mêmes cas que celles de Saint-Amand et de Dax. Il y a une piscine et des douches. On les emploie contre la chlorose avec beaucoup de succès.

BARÉGES (Hautes-Pyrénées). Les eaux de Baréges, depuis longtemps renommées dans toute l'Europe, sont le prototype du genre sulfureux. La vogue de cette station ne remonte pourtant qu'au voyage du duc du Maine, fils naturel de Louis XIV et de madame de Montespan, qui y fut conduit par madame de Maintenon, en 1675. Le célèbre Bordeu contribua beaucoup à mettre en honneur, ces eaux qui sont souveraines contre les vieilles blessures, les vieilles cicatrices mal fermées, les maladies de la peau et certaines affections secrètes. Baréges est le pays le plus sauvage du monde, mais avec des sites tout à fait grandioses.

BATH (Angleterre). C'est en réalité la seule station thermale du Royaume-Uni. Il y a trois sources : 1° *le Bain du Roi,* dont l'eau est la plus usitée en boisson ; 2° *le Bain de la Croix;* 3° *le Bain chaud.* On emploie les eaux de Bath dans les affections rhumatismales et goutteuses, et comme médication tonique.

BEX (Suisse). Ces eaux contiennent du chlorure de magnésium, de calcium, de potassium, de sodium.

BIO (Lot). Cette source est froide; elle contient de l'acide carbonique libre, du bicarbonate de chaux, de l'oxyde de fer, du soufre. On l'emploie contre les gastralgies.

BONNE-FONTAINE (Moselle). Source froide, riche en acide carbonique, en azote, en oxygène, en carbonate de chaux et de magnésie.

BONNES (EAUX-) (Basses-Pyrénées). De Pau aux Eaux-Bonnes, le trajet se fait au milieu du pays le plus pittoresque, le plus accentué. Le village se compose d'une seule rue que forment vingt ou trente hôtels où il est très-difficile de trouver une chambre libre en juillet et août. Les séjours fréquents de l'impératrice Eugénie aux Eaux-Bonnes ont beaucoup contribué à modifier l'aspect des habitations; mais la vie est devenue fort chère, sans gagner en animation ce qu'elle a perdu sous beaucoup d'autres rapports.

La spécialité thérapeutique des Eaux-Bonnes se concentre presque entièrement dans le traitement des maladies de l'appareil respiratoire.

A 8 kilomètres des Eaux-Bonnes se trouvent, dans la vallée d'Ossau, les *Eaux-Chaudes*, qui, malgré leur nom, n'ont qu'une température moyenne; il y a un magnifique établissement thermal. On y compte six sources, qui sont : *l'Esquirette*, *l'Arressecq*, *Baudot*, *le Clot*, *le Rey*, *Mainvieille*.

Elles sont légèrement sulfurées.

La source *Baudot* passe pour avoir de grandes vertus digestives; la source *Mainvieille* est employée avec succès contre les névralgies.

Les environs des Eaux-Bonnes et des Eaux-Chaudes présentent des buts de promenade magnifiques.

BORCETTE (Prusse). Cette station est considérée comme une succursale d'Aix-la-Chapelle; il y a des sources sulfureuses et des sources chlorurées.

BOULOU (Pyrénées-Orientales). Les eaux de cette source contiennent de l'acide carbonique libre, du carbonate de soude, de chaux et de magnésie, du sulfate de soude et du chlorure de sodium.

BOURBON-LANCY (Saône-et-Loire). Les eaux de cette station se composent de sept sources offrant une température de 47° à 57°. Elles semblent se rapprocher de celles de Néris. On les emploie contre la paraplégie, les rhumatismes, les dermatoses, la goutte et les scrofules.

BOURBON-L'ARCHAMBAULT (Allier). Il n'y a qu'une seule source froide, celle dite de *Jonas*. On prend en boisson l'eau qui est ferrugineuse et à peine chlorurée; aux autres sources, le traitement est externe, on y prend des bains de piscine et des douches. Les eaux de Bourbon s'emploient contre la goutte, l'engorgement du foie, les fièvres intermittentes, l'hémiplégie, les tumeurs utérines, les rhumatismes, la goutte, etc.

BOURBONNE (Haute-Marne). Les eaux de Bourbonne, ferrugineuses et très-fortement salines, se composent de trois sources d'une température élevée, et qu'on emploie surtout en bains et en douches; on les prend aussi en boisson, et on cite même des cures étonnantes qui ont été obtenues par cette médication. On les emploie surtout contre la paralysie, les plaies d'armes à feu, les cicatrices ouvertes, les fractures.

Prises en boisson, les eaux de Bourbonne agissent très-souvent comme les purgatifs.

Située tout près des Vosges, dans un emplacement très-agréable, Bourbonne est une jolie petite ville avec un établissement thermal très-important.

BOURBOULE (Puy-de-Dôme). Ces eaux sont d'une température très-élevée, et elles passent pour un remède très-actif contre la paralysie, les rhumatismes, les scrofules. Malheureusement, cette station se trouve dans une localité presque inaccessible, si ce n'est pour les piétons.

BOURRASSOL (Haute-Garonne). Ces eaux sont ferrugineuses; on les emploie contre les maladies d'estomac et la chloro-anémie.

BULGNÉVILLE (Vosges). Les eaux de cette station peu fréquentée sont bicarbonatées calcaires et un peu arsénicales.

BUSSANG (Vosges). Ces eaux sont froides; on les emploie contre la dyspepsie, le catarrhe vésical et la chlorose.

BUXTON (Angleterre). Ces eaux thermales sont très-faiblement minéralisées; elles n'ont guère d'autre action que celle de leur température. On les emploie contre la goutte.

CAMBO (Basses-Pyrénées). Cette station se trouve à 12 kilomètres de Bayonne; ces eaux contiennent de l'acide sulfhydrique, du bicarbonate de chaux, du sulfate de magnésie, etc. Leur température est de 25°; on les emploie contre les scrofules.

CAMPAGNE (Aude). Les eaux de cette station sont considérées comme laxatives, à cause de la prédominance du sulfate de magnésie. Il est dit dans *l'Annuaire des eaux de France*, qu'on les boit à haute dose et qu'on y ajoute souvent du sulfate de soude, probablement pour décider l'action laxative que leur composition semble indiquer; on les emploie pour la chlorose et les fièvres intermittentes.

CAPVERN (Hautes-Pyrénées). Ces eaux contiennent de l'acide carbonique, de l'oxygène, de l'azote, du carbonate de chaux, de magnésie, de fer, etc.

CARLSBAD (Bohême). Les Allemands appellent Carlsbad le *roi* des eaux minérales. Ce qui distingue principalement ces eaux, c'est leur richesse en acide carbonique; les sources sont nombreuses, mais elles diffèrent si peu dans leur composition et leur température qu'elles proviennent probablement d'une source unique.

L'application thérapeutique la plus efficace des eaux de Carlsbad est relative aux engorgements du foie et de la rate et à la gravelle. On les emploie aussi dans la dyspepsie, les calculs biliaires, la syphilis, les fièvres intermittentes, le diabète.

CASSUÉJOULX (Aveyron). Les eaux de cette station, qui n'est guère fréquentée que par les valétudinaires des contrées voisines, sont riches en acide carbonique, bicarbonate de chaux et de magnésie, protoxyde de fer, etc.; on les emploie pour les maux d'estomac.

CASTELJALOUX (Lot-et-Garonne). Ces eaux sont ferrugineuses; il y a deux beaux établissements de bains. Casteljaloux est une jolie petite ville bien bâtie, très-propre, et dont le séjour est très-agréable pour les baigneurs.

CASTÉRA-VERDUZAN (Gers). Cette station était autrefois très-fréquentée. Située dans un vallon riant et fertile, elle possède deux sources d'eau minérale sulfureuse et ferrugineuse. On y a construit, depuis quelques années, un vaste et superbe établissement de bains.

CAUTERETS (Hautes-Pyrénées). Ces eaux jouissent depuis très-longtemps d'une renommée bien méritée. Il y a douze sources qui se trouvent presque toutes éloignées du bourg et les unes des autres; on a dû y faire des établissement distincts. Les plus importants sont : les sources de *César* et les *Espagnols* qui alimentent le principal établissement; — les sources

Pause-Vieux et *Pause-Nouveau*,—la source *Bruzaud*, —*la Raillère*. C'est à cette dernière que Cauterets doit sa renommée et sa spécialité. On l'emploie exclusivement pour les maladies de l'appareil respiratoire, et en particulier du larynx. Le fer ne se trouve qu'en très-petite quantité dans les eaux de Cauterets qu'on utilise en bains, en boisson et en inhalations; le bourg est situé au milieu d'un des plus magnifiques paysages pyrénéens.

CAUVALAT (Gard). Ces eaux froides contiennent de l'acide carbonique, de l'acide sulfhydrique, du bicarbonate de soude et de magnésie, etc. On les utilise pour les gastralgies et les maladies intestinales.

CELLES (Ardèche). Il y a un puits artésien à Celles. La température de l'eau est de 25°; elle contient beaucoup d'acide carbonique qu'on utilise thérapeutiquement depuis plusieurs années.

CHALLES (Alpes-Maritimes). Ces eaux sont extraordinairement médicamenteuses, elles doivent leurs propriétés à leur composition remarquable, elles sont très-riches en brôme et surtout en iode; il n'y a pas encore d'établissement à Challes, qui se trouve à trois kilomètres de Chambéry. Il est à présumer que, par suite de l'annexion de la Savoie à la France, cette station sera dotée de constructions où les baigneurs pourront se loger. Les eaux de Challes sont souveraines pour les scrofules.

CHAMBON (Puy-de-Dôme). Station peu fréquentée : ses eaux contiennent du bicarbonate de soude, de chaux, de magnésie, de fer, du chlorure de sodium. Température froide.

CHARBONNIÈRES (Rhône). Ces eaux contiennent de l'acide carbonique et sulfhydrique, du bicarbonate de protoxyde de fer. D'après le docteur Vézu, on y trouverait aussi une très-petite quantité d'iode : on les emploie contre la chlorose.

CHATEAU-GONTIER (Mayenne). Cette petite ville est située dans une campagne admirable. Il y a une source minérale très-remarquable par la prédominance relative des sels de magnésie. On y trouve un établissement hydrothérapique annexé à l'établissement thermal. L'eau de Château-Gontier est aussi connue sous le nom d'*Eau de Pougues rouillée*. On l'emploie contre la dyspepsie et la chlorose.

CHATEAUNEUF (Puy-de-Dôme). Châteauneuf se trouve à 16 kilomètres de Riom et à 20 de Clermont. Il y a 14 sources captées ; mais leur nombre est encore plus considérable, lisons-nous dans les *Annales de la Société d'hydrologie médicale de Paris*, car, de toutes parts et jusque dans le lit de la rivière, l'eau minérale accuse sa présence par des émanations gazeuses qui se font jour à travers les fissures des rochers. On les emploie contre les rhumatismes et la dyspepsie.

CHATELDON (Puy-de-Dôme). Ces eaux sont d'un excellent usage, à titre d'eaux gazeuzes et digestives. Elles ne sont pas assez fréquentées, bien qu'on ait construit un établissement thermal des plus commodes. Elles sont souveraines dans les cas de dyspepsie.

CHATELGUYON (Puy-de-Dôme), à 4 kilomètres de Riom. Ces eaux sont rangées par l'*Annuaire*, parmi les chlorurées sodiques. D'après M. Anguilhon, elles possèdent au plus haut degré et plus qu'aucune autre eau de France, la propriété purgative ; elles sont en même temps ferrugineuses. Il y a plusieurs sources dont la plus importante forme l'établissement de *La Vernière*.

CHAUDES-AIGUES (Cantal). Quelques médecins comparent les eaux de Chaudes-Aigues à celles de Plomblières; mais elle en diffèrent par leur température qui en fait la station la plus chaude de la France (elle est de 57° à 80°), et surtout par le bicarbonate de soude qu'elles contiennent, et l'acide carbonique qui s'en dégage. On ne peut guère les utiliser qu'avec des appareils de réfrigération. Il y a aussi une source froide et ferrugineuse. Cette station est fréquentée par les rhumatisants, les gastralgiques et les personnes atteintes de paraplégie.

CHELTENHAM (Angleterre). Ces eaux contiennent du chlorure de sodium, du sulfate de soude et de magnésie; elle sont peu actives.

CLERMONT (Puy-de-Dôme). Dans les faubourgs de Clermont, il y a trois sources ou plutôt groupes de sources; ce sont les sources de *Sainte-Claire*, de *Jaude*, de *Saint-Allyre*. La dernière jouit seule de quelques renommée, non par des qualités reconnues médicales, mais des propriétés incrustantes et pétrifiantes.

CONDILLAC (Drôme). On compte trois sources dans le département de la Drôme : *Condillac*, *Dieu-le-Fit*, *Valence*; elles sont toutes trois froides. Ces eaux renferment presque autant de bicarbonate de soude que de bicarbonate de chaux. Quelques médecins les classent parmi les eaux bicarbonatées mixtes. On les emploie contre la dyspepsie.

CONTRÉXEVILLE (Vosges). Peu minéralisées, ces eaux jouent néamoins un rôle actif et presque spécifique dans la dissolution des graviers des reins et des calculs de la vessie ; elles sont du nombre de ces eaux où on ne rencontre que de vrais malades... La source du *Pavillon* sert à l'usage interne ; il y a une source des *Bains,* qui sert exclusivement aux bains et aux douches.

CRANSAC (Aveyron). Ces eaux très-fréquentées offrent cette circonstance curieuse, de sortir complétement froides d'un terrain houillier et schisteux, brûlant à sa partie supérieure. La montagne brûlante d'où s'écoulent de nombreuses sources est toute couverte d'efflorescences salines et alunifères.

Cransac offre un intérêt particulier par la richesse de ses eaux en sulfate de fer, de magnésie et arsenic. Il y a deux sources principales : la *Haute-Richard,* la *Basse-Richard ;* le sulfate de fer y prédomine considérablement ; elle est en même temps magnésienne à très-haut degré. La seconde offre les mêmes principes, mais moins concentrés ; elle est laxative ; on la tolère à des doses assez élevées. Il y a aussi à Cransac des étuves sulfureuses naturelles et dont la température varie de 32° à 42°. Ces eaux sont très-efficaces contre la chlorose, l'anémie et presque toutes les maladies de l'estomac.

CRÈCHES (Saône-et-Loire). Ces eaux, à température froide, contiennent de l'acide carbonique et sulfurique, du protoxyde de fer et de chaux, de magnésie et de soude. Elles sont peu fréquentées.

DAX (Landes). Les sources de cette station sont très-nombreuses ; en creusant le sol de 4 à 10 mètres de profondeur, on en trouve presque partout, dit M. Patissier, dans son *Manuel des eaux minérales*. On ne les emploie guère qu'en bains, en douches et en boues, contre les rhumatismes et quelques maladies de la peau. Les eaux de Dax sont classées parmi les sulfatées mixtes.

DIGNE (Basses-Alpes). Ces eaux sont très-minéralisées en sulfates et en chlorures, sulfurées calciques, plus ou moins sulfatées ou chlorurées.

EAUX-CHAUDES (Basses-Pyrénées), dans la riche et pittoresque vallée d'Ossau. Ces eaux qui, malgré leur nom, ainsi que nous l'avons déjà dit, n'offrent qu'une température très-moyenne, sont faiblement sulfurées. On les emploie contre les scrofules, les rhumatismes, la goutte, la métrite, la chlorose. [Voir plus haut *Bonnes* (*Eaux-*).]

EGER (Bohême). Les sources de cette station, très-renommée en Allemagne, sont gazeuses à un très-haut degré ; il y a beaucoup d'acide carbonique qu'on utilise en bains et en douches.

EMS (Nassau). Cette sation, qui se trouve à environ 20 kilomètres de Coblentz, est une des plus renommées et des plus fréquentées de toute l'Allemagne ; ses eaux sont spécialement appliquées aux maladies de l'appareil respiratoire. On les prend en bains et en boisson. Quelques médecins vantent leur efficacité dans plusieurs cas d'affection de poitrine, de débilité générale et partielle du système nerveux, dans certaines maladies particulières aux femmes. Comme Vichy, Ems tient le milieu entre les eaux bicarbonatées fortes et les eaux bicarbonatées faibles. Il y a quatre sources principales : le *Crünchen*, le *Furstenbrunnen*, le *Kisselbrunnen*, la *Nouvelle source*.

ENCAUSSE (Haute-Garonne). Il y a trois sources dans cette station très-fréquentée, et qui possède un établissement thermal des plus complets. Ses eaux, sulfatées calcaires, sont employées avec beaucoup de succès contre les fièvres intermittentes.

ENGHIEN (Seine-et-Oise). Cette station a l'avantage incomparable d'être située à 12 kilomètres seulement de la capitale. Ces eaux, dont la renommée est très-grande, ne datent que de 1766 où elles furent découvertes par l'abbé Cotte, curé de Montmorency. Louis XVIII fit la fortune de cette station.

Il y a aujourd'hui quatre sources principales :

La source de la *Rotonde ;*

La source du *Roi,* où l'on puisait les eaux pour les jambes de Louis XVIII ;

La source *Nouvelle,* que l'on doit au docteur Bouland.

Les bains de la *Pêcherie* sont alimentés par cinq autres sources d'une importance secondaire.

Enghien est la plus considérable de toutes les stations thermales, sulfurées calciques, en France. Les eaux sont à température froide ; on les administre en boisson et en bains, en douches et en affusions. On les prend pures ou coupées d'une infusion de lait. Elles réussissent principalement contre les scrofules, les tubercules pulmonaires, les douleurs rhumatismales, les maladies de la peau, et certaines névroses du tube digestif.

A Enghien, tout est splendide, jusqu'aux baignoires de l'établissement.

« Ces eaux minérales, dit Ramond, sont un lieu charmant, où le plaisir a ses autels à côté de ceux d'Esculape, et veut être de moitié dans ses miracles. »

ESCALDAS (Pyrénées-Orientales). Cette station pyrénéenne a deux sources et deux établissements thermaux. La température est de 42° 15. On emploie ces eaux contre les rhumatismes et les dermatoses.

EUZET (Gard). La source dite de *la Marquise* contient de l'acide sulfhydrique et carbonique, du carbonate de chaux et de magnésie, du chlorure de sodium et de magnésium. Ces eaux sont classées parmi les sulfurées calciques.

EVAUX (Creuse). Les sources de cette station sont renfermées dans des puits, et particulièrement dans les piscines ; la source du *Petit-Cornet* est très-sulfureuse; celle dite de *César* renferme beaucoup de sodium. Il y a sept sources d'une température de 45° à 55°, une de 26°. On les emploie avec beaucoup de succès contre les rhumatismes.

EVIAN (Suisse). Cette station est située au bord du lac de Genève. Ses eaux sont rangées parmi les bicarbonatées sodiques; toutefois, le bicarbonate de soude n'y existe qu'à très-faible dose. On les emploie dans la dyspepsie, la gastralgie, les calculs vésicaux, le catarrhe vésical, etc.

FONCAUDE (Hérault). Les eaux de cette station, située à 3 kilomètres de Montpellier, sont exclusivement calcaires et magnésiques, sauf un peu de fer et de chlorure de sodium; elles sont douces et calmantes, et on les emploie avec succès dans les maladies de matrice, la gastralgie et l'entéralgie.

FONCIRGUE (Ariége). Les eaux de cette station, située dans un endroit très-élevé, à 304 mètres, sont classées parmi les bicarbonatées-calcaires.

FONSANCHE (Gard). D'après M. Blouquier, ces eaux, qui répandent une odeur d'hydrogène assez forte, renferment de l'hydrogène sulfuré, du sulfate de magnésie et de chaux, du muriate de soude, du carbonate de magnésie, etc.

FORBACH (Moselle). Il y a deux ans, on ne trouvait pas d'établissement thermal à Forbach, dont les eaux sont pourtant assez fréquentées; elles contiennent du carbonate de chaux et de magnésie, du chlorure de sodium, de potassium, de magnésium, et sont classées parmi les chlorurées sodiques.

FORGES (Seine-Inférieure). Ces eaux sont classées parmi les ferrugineuses; très-célèbres autrefois, elles sont aujourd'hui moins recherchées. Il y a quatre sources : la *Cardinale*, la plus ferrugineuse et la plus active; la *Royale*, la *Reinette*, et une autre source, découverte depuis peu. On les emploie dans la chlorose, et surtout dans la dyspepsie.

FORGES-SUR-BRUS (Seine-et-Oise). Depuis plusieurs années, dit M. Durand-Fardel, l'administration de l'Assistance publique de la ville de Paris envoie à Forges, chaque été, des enfants scrofuleux; ces enfants prennent les eaux en bains et en boisson. L'honorable et savant docteur Gillette a pu constater que d'excellents résultats sont obtenus de ce traitement.

GADINIÈRE (LA) (Ain). Ces eaux, classées parmi les sulfatées mixtes, contiennent de l'acide carbonique libre, du carbonate de chaux et de magnésie, du chlorure de sodium, etc. Elles sont peu actives.

GASTEIN (Autriche). Ces eaux ne sont employées qu'en bains; on les emploie avec succès dans les maladies de l'appareil utérin, l'hystérie, dans la paraplégie, l'atonie générale.

GOURNAY (Seine-Inférieure). Ces eaux, classées parmi les ferrugineuses, contiennent du carbonate de chaux, de magnésie et de fer. Elles réussissent dans presque toutes les affections de l'estomac.

GRÉOULX (Basses-Alpes). Eaux sulfurées calciques, assez abondantes pour se renouveler incessamment dans les baignoires; il y a deux sources : l'*Ancienne*, la *Nouvelle;* cette dernière dépose dans son parcours une matière glairiforme, qu'on emploie en cataplasmes. Les eaux de Gréoulx sont efficaces dans le rhumatisme, les dermatoses, la chlorose.

GUAGNO (Corse). Ces eaux, à température très-élevée (50° à 52°), contiennent de l'acide carbonique, du carbonate de soude, de chaux, de magnésie, du sulfate de chaux, etc. On a construit un hôpital militaire dans cette station, qui est le *Baréges* de la Corse.

GUILLON (Doubs). Eaux sulfurées calciques, très-renommées dans le pays; ces eaux manquent de sulfures et de sulfates.

GUITERA (Corse). Eaux sulfurées sodiques. Il y a sept sources de 45° à 55°, et un établissement thermal; on y soigne les mêmes maladies qu'à Guagno.

HAMMAN-MÉLOUANE (Algérie). Au pied de l'Atlas, près du village de Rovigo, à 42 kilomètres d'Alger. Ces eaux tiennent un des premiers rangs parmi les chlorurées sodiques. « Elles sortent, dit le docteur Tripier, dans les *Annales de chimie et de physique*, d'une roche qui paraît établir le passage entre les argiles salifères gypseuses auxquelles les eaux auraient emprunté leurs principes minéralisateurs, et les roches calcaires qui forment les assises supérieures de la montagne. »

Ces eaux étaient depuis longtemps connues des Arabes. D'après M. de Marigny, elles renferment de l'iode, et d'après M. Tripier, elles contiennent de l'arsenic.

HAMMAN-MESCOUTIN. (*Bains maudits.*)—(Province de Constantine.—Algérie.) Les eaux de cette source sont hydrosulfureuses et tiennent en dissolution dans de l'acide carbonique de la chaux et du fer carbonaté ; leur température varie de 76° à 80° Réaumur. Les Romains connurent et apprécièrent leurs propriétés thérapeutiques qui se rapprochent de celles de Baréges. En 1844, le maréchal Bugeaud y fonda un établissement thermal pour les militaires. La légende des *Bains maudits* est populaire dans toute l'Algérie. Nous n'avons pas à la raconter ici.

Ces eaux sont souveraines dans les engorgements des viscères, contre les hydropisies passives, les rhumatismes anciens, les douleurs, les maladies de la peau, les blessures, les anémies, les prédominances lymphatiques. C'est bien le cas de s'écrier avec M. Lacroix, ancien préfet d'Alger :

« Que bénis soient donc les *Bains maudits.* »

HARROGATE (Angleterre.) Ces eaux sont surtout employées dans les maladies de la peau ; on les emploie aussi dans les engorgements du foie, de la rate et dans la gravelle. On y prend en boisson l'eau du *Vieux puits de soufre.* On prépare les bains en versant de l'eau bouillante dans l'eau minérale.

HOMBOURG (Hesse), à 15 kilomètres de Francfort. Ces eaux sont principalement employées en boisson et sont généralement purgatives; on les chauffe pour leur donner une température convenable. Il y a à Hombourg cinq sources, toutes froides; la source dite *Élisabeth* est la plus célèbre et la plus employée; la source *Badequelle* ne sert que pour les bains. M. Trousseau dit que, parmi les établissements où l'eau doit être surtout bue à la source, Hombourg est peut-être celui qui réunit le plus de conditions favorables. Le grand bruit qu'y font les plaisirs a peut-être nui à sa réputation thérapeutique : il est vrai de dire qu'à Hombourg il y a plus de joueurs que de malades.

ISCHEL (Autriche). Dans cette station célèbre en Allemagne, on a établi le traitement de la phthisie sur la combinaison d'eaux chlorurées sodiques avec le petit-lait en bains. Le docteur Mastalier, dans un mémoire sur le *petit-lait alpestre,* vante beaucoup le climat d'Ischel, dont l'atmosphère saline, comme celle des bords de la mer, emprunte encore aux sapins qui couvrent les sommets voisins des Alpes des propriétés bienfaisantes.

ISCHIA (golfe de Naples). Il y a un très-grand nombre

de sources dans cette station éminemment volcanique; elles sont d'une température très-élevée, et le chlorure de sodium y prédomine. On emploie, sous forme d'étuves, les vapeurs chaudes qui s'échappent du sol en plusieurs endroits.

JENZAT (Allier). Eaux bicarbonatées sodiques, à température froide.

KISSINGEN (Bavière). D'après M. Granville, la médication de Kissingen présente trois caractères : 1° altérante; 2° purgative et dépurative; 3° tonique et fortifiante. Il y a trois sources principales : le *Rakoczy*, le *Pandur*, le *Maxbrunnen*; elles sont froides. On les emploie dans la phthisie, l'engorgement du foie, la métrite, la paraplégie, la fièvre intermittente, etc., etc.

KREUZNACH (Prusse). Il y a des sources froides et des sources chaudes; les froides sont plus chlorurées et plus excitantes que les chaudes, on les mélange quelquefois avec du lait. On traite à Kreuznach les malades de l'appareil respiratoire qu'on fait séjourner auprès des salines de Munster, où ils respirent un air qui leur est très-favorable. On y traite aussi les scrofules, les dermatoses, la métrite, la syphilis.

KRONTHAL (duché de Nassau). Cette station, voisine de Wiesbaden, n'est connue que depuis quelques années; ses eaux sont un peu sulfatées, sodiques et très-ferrugineuses. On les emploie contre la goutte, pour exciter les fonctions de la peau et des reins.

LAC-VILLERS (Doubs). Eaux ferrugineuses à température froide, employées avec succès dans la dyspepsie et la gastralgie.

LAIFOUR (Ardennes). Eaux ferrugineuses; même traitement qu'à Lac-Villers.

LAMALOU (Hérault). Il y a, dans cette station, deux établissements distincts : *Lamalou-le-Haut*, *Lamalou-le-Bas*. L'*Annuaire* classe ces eaux parmi les carbonatées sodiques; M. Boissier pense, au contraire, qu'elles doivent figurer dans la catégorie des *ferro-crénatées* acidules thermales. On les emploie contre la dyspepsie, la chlorose et les rhumatismes.

LAMOTTE (Isère). Eaux chlorurées sodiques. M. Chevallier y a trouvé de l'arsenic. MM. Breton et Boissard y ont signalé la présence de l'iode. On les emploie avec succès dans l'atrophie musculaire, la métrite, les tumeurs utérines, la paraplégie. Il y a, à Lamotte-les-Bains, un bel établissement où l'on a beaucoup perfectionné l'usage des douches et des étuves.

LAVEY (Suisse). Cette station, située dans le canton de Vaud, possède des eaux ferrugineuses que l'on emploie spécialement pour le traitement de la chlorose.

LOÈCHE (Valais). Il y a une douzaine de sources : la plus importante est celle de *Saint-Laurent*, qui alimente le *Bain des Messieurs*, celui des *Gentilshommes* et celui des *Pauvres*. Le traitement consiste principalement en bains de piscine prolongés et agit beaucoup sur toutes les maladies de la peau.

LONS-LE-SAUNIER (Jura). Eaux chlorurées sodiques; elles contiennent du chlorure de sodium, de magnésium, de potassium.

LUCHON (Voir plus haut Bagnères-de-Luchon.)

LUCQUES (Toscane). Il y a, dans cette station très-renommée dans la péninsule, trois établissements thermaux distincts; les eaux sont classées parmi les sulfatées magnésiques; on y traite surtout les débilitations et les névroses. Michel Montaigne y trouva la guérison d'une cruelle maladie.

LUXEUIL (Haute-Saône). Ces eaux appartiennent à la catégorie des chlorurées sodiques faibles à haute température; elles se rapprochent beaucoup de celles de la source *Basse-Richard*, de Cransac; on les emploie contre les scrofules, les rhumatismes, la goutte, la métrite, la chlorose, la syphilis.

MACON (Saône-et-Loire). Source ferrugineuse; on y trouve de l'acide carbonique, sulfurique, chlorhydrique, du protoxyde de fer, de chaux, de magnésie, etc.

MARIENBAD (Bohême). Eaux sulfatées sodiques. On les emploie surtout en boisson, mais aussi en bains; elles sont laxatives, et passent pour diurétiques et très-actives dans les maladies de l'appareil digestif. Il y a trois sources à Marienbad : la source *Ferdinand*, très-riche en fer et acide carbonique; la source du *Bois*, considérée principalement comme sédative; la source *Marie*, extrêmement gazeuse et très-peu minéralisée.

MARLIOZ (Alpes-Maritimes). Cette source est une dépendance de la station thermale d'Aix; elle en est à peine éloignée de deux kilomètres. On n'utilise ces eaux que depuis 1840.

MANTIGUÉ-BRIANT (Seine-Inférieure). Ces eaux contiennent de l'acide carbonique, de l'azote, du carbonate de fer, de chaux, de magnésie ; on les prend en boisson et en bains.

MADAGUE (Puy-de-Dôme). Eaux à température froide ; elles contiennent du bicarbonate de soude, de magnésie, de chaux, du chlorure de sodium.

MIERS (Lot). Ces eaux, dit M. Boullay, sont les seules dans lesquelles la prédominance du sulfate de soude se trouve nettement et thérapeutiquement accusée. Elles sont laxatives. Il y a un établissement thermal. Le pays est très-pittoresque.

MOLITG (Pyrénées-Orientales). Cette station est située au bord d'un torrent, dans une gorge du mont Canigou. Il y a un établissement considérable. D'après l'*Annuaire*, ces eaux présentent un caractère sulfureux, tenace, assez intense.

LE MONESTIER DE BRIANÇON (Hautes-Alpes). Ces

eaux sulfatées, calcaires, ont leur température qui varie, suivant les temps de pluie ou de sécheresse, de 39° à 45°; elles contiennent de l'acide carbonique, du carbonate de chaux, de magnésie, d'ammoniaque, du sulfate de magnésie, etc., etc.

MONBRISON (Loire). Eaux bicarbonatées sodiques, à température froide; on y trouve du carbonate de soude, de chaux, de magnésie, du chlorure de sodium et de potassium.

MONT-DORE (Puy-de-Dôme). La spécialité de ces eaux est le traitement des affections catarrhales de l'appareil respiratoire; elles sont peu minéralisées, principalement en bicarbonate de soude. On les emploie presque toutes à une haute température. L'inhalation des vapeurs d'eau minérale, dans une salle commune, est un des moyens qui appartiennent spécialement à la médication employée dans cette station très-fréquentée. On y opère aussi la cure de la phthisie, de la paraplégie, de l'entéralgie, de la goutte, des rhumatismes.

MONTE-CATINI (Toscane). Ces eaux sont spécialement employées contre les engorgements du foie, de même que celles de Carlsbad.

MONTÉGUT-SÉCLA (Haute-Garonne). Eaux bicarbonatées calcaires et à température froide.

MONTLIGNON (Seine-et-Oise). Eaux ferrugineuses. On y trouve de l'acide carbonique, du carbonate de chaux, de magnésie, de fer, etc.

MONTMIRAIL (Vaucluse). Cette source a été découverte depuis peu d'années auprès d'une autre source sulfureuse, près de laquelle existe un établissement thermal. Les eaux sont sulfatées magnésiques.

NAUHEIM (Hesse Électorale). Ces eaux contiennent une énorme proportion de gaz acide carbonique, qu'on utilise d'une manière spéciale en bains et en douches. On les emploie contre la phthisie, les dermatoses, la goutte, le rhumatisme, la paraplégie, l'entéralgie. Elles sont chlorurées-sodiques.

NÉRIS (Allier). Ces eaux thermales sont à haute température, mais peu fortement minéralisées. Sédatives par nature, extrêmement douces à la peau, elles conviennent au traitement des névralgies, des prurits, des exanthèmes, des rhumatismes, de la gastralgie, de l'entérite, etc. Parmi les sources, on distingue : le

Grand-Puits et le *Puits de la Croix*. Les eaux de Néris sont exclusivement usitées comme traitement externe.

NEYRAC (Ardèche). Eaux ferrugineuses et possédant une efficacité particulière dans les maladies de la peau; il y a un établissement thermal très-bien entretenu. On y envoie les chlorotiques.

NIEDERBRONN (Bas-Rhin). Eaux chlorurées sodiques employées surtout en boisson. Leur action est très-douce et on peut les tolérer très-facilement.

OLETTE (Pyrénées-Orientales). Eaux sulfurées sodiques, en même temps siliceuses. On en fait usage en boisson et en bains, contre les scrofules, les dermatoses, le rhumatisme, la dyssenterie, la gastralgie, la syphilis, etc.

OREZZA (Corse). Eaux ferrugineuses qui ne sont utilisées qu'en boisson, contre la chlorose et la dyspepsie. Il y a deux sources : la *Haute*, qui n'est qu'un simple filet d'eau ; la *Basse*, qui coule abondamment.

ORIOL (Isère). Eaux ferrugineuses et dont la composition varie suivant les saisons et la température. On les emploie contre la dyspepsie.

OUIOUM SEKHAKHNA, OU FRAIS VALLON (Algérie). Eaux ferrugineuses et gazeuses. Prises sur place, elles agissent très-efficacement comme digestives ; on les utilise aussi comme eaux de table.

PASSY (Seine). Eaux ferrugineuses à température froide. L'excès de sulfate de chaux et l'absence d'acide carbonique font qu'elles répugnent aux buveurs. On les emploie avec succès contre les maladies de l'appareil digestif.

PFEFFERS (Suisse). Eaux sulfatées mixtes, employées contre les dermatoses, la syphilis, la paraplégie ; on les applique aussi aux névroses. On s'y baigne dans des bassins à eau courante, ou dans des piscines.

PIERREFONDS (Seine-et-Oise). Cet établissement thermal ne date que de 1846, époque où M. de Flubé découvrit dans un coin de son parc des eaux dont l'odeur sulfureuse l'avait plus d'une fois frappé. Cette station a pris depuis une très-grande importance. Les eaux sont sulfureuses calciques et on les emploie contre la phthisie. Pierrefonds a des monuments historiques et de magnifiques paysages.

PIETRAPOLA (Corse). Eaux sulfurées sodiques. Cette station jouit d'une température variée, et elle a des sources abondantes; avec une installation plus complète, elle attirera un grand nombre de baigneurs.

PLAN-DE-PHAZY (Hautes-Alpes). Eaux chlorurées sodiques; température de 28° à 30°.

PLOMBIÈRES (Vosges). Ces eaux, quoique très-peu chargées de principes minéralisateurs, sont, dans un très-grand nombre de cas, d'une vertu thérapeutique incontestée; elles n'ont que peu de saveur et on les emploie également en boisson et en bains. Les sources chaudes sont au nombre de seize; il y a aussi des sources *savonneuses* froides et des sources ferrugineuses, froides également. Les nombreux auteurs qui ont écrit sur cette station thermale insistent principalement sur la qualité arsénicale de ses eaux; elles sont de plus fortement sédatives. On les emploie dans la plupart des troubles de l'innervation, dans l'hypocondrie, les gastralgies, les dyspepsies, les métrites et les maladies utérines. Les environs sont très-variés et très-pittoresques.

PORTA (Corse). Eaux ferrugineuses, à température

froide, employées dans les affections chroniques de l'estomac.

POBNIC (Loire-Inférieure). Eaux ferrugineuses, riches en bicarbonate de chaux, de magnésie et de soude. Les environs de Pornic offrent des promenades très-agréables. On y prend aussi des bains de mer.

POUGUES (Nièvre). Ces eaux sont calcaires, magnésiques et très-gazeuses. Il y a deux sources : l'une destinée à la boisson, l'autre aux bains et aux douches. On y traite principalement les dyspepsies et les maladies des voies urinaires.

POUILLON (Landes). Eaux chlorurées sodiques, riches en carbonate de chaux, chlorure de sodium et de magnésium.

PRÉCHAC (Landes). Mêmes eaux que celles de Pouillon.

PRESTE (LA) (Pyrénées-Orientales). Eaux sulfurées sodiques et d'une onctuosité remarquable. On en obtient de très-bons effets dans les maladies des voies urinaires.

PROPIAC (Drôme). Eaux sulfatées calcaires à température froide.

PROVINS (Seine-et-Marne). Eaux ferrugineuses, à température froide; employées dans les maladies de l'appareil digestif.

PULLNA (Bohême). Eaux sulfatées magnésiques, à température froide; elles sont purgatives.

PYRMONT (Westphalie). Eaux ferrugineuses, dont les principales sources sont : le *Trunkbrunnen*, qu'on emploie en boisson; le *Brodelbrunnen*, riche en acide carbonique, etc. Pyrmont est, avec Spa et Swalbach, une des stations thermales ferrugineuses les plus recherchées des baigneurs.

RANÇON (Seine-Inférieure). Eaux ferrugineuses à température froide.

RENAISON (Loire). Eaux carbonatées calcaires, à température froide; elles ressemblent beaucoup à celles de Saint-Galmier, et produisent les mêmes effets.

RENNES (Aude). Eaux ferrugineuses, et remarquables

par leur température élevée. Cet établissement thermal, dit l'*Annuaire*, offre des ressources thérapeutiques très-nombreuses.

RIENMAJOU (Hérault). Eaux ferrugineuses, riches en acide carbonique, carbonate de chaux, de soude, de magnésie, etc., etc.

RIVIÈRE DE SALZ (Aude). Eaux chlorurées sodiques ; le *Salz*, dit l'*Annuaire*, est une petite rivière qui baigne les pieds de l'établissement thermal de *Bain-Fort* à Rennes (Aude).

LA ROCHE-POSAY (Vienne). Eaux sulfatées calcaires, qui dégagent parfois un peu d'hydrogène sulfuré; il y a aussi des boues à la Roche-Posay.

ROSHEIM (Bas-Rhin). Eaux bicarbonatées calcaires.

ROUCAS-BLANC (Bouches-du-Rhône). Eaux chlorurées sodiques.

ROUEN (Seine-Inférieure). Eaux ferrugineuses, à température froide. La source de la *Mariquerie* est la plus fréquentée.

ROUZAT (Puy-de-Dôme). Eaux bicarbonatées mixtes, riches en bicabornate de magnésie, de fer, de chaux et en chlorure de sodium.

ROYAT (Puy-de-Dôme). A 2 kilomètres de Clermont. Eaux bicarbonatées mixtes. On y traite principalement les maladies qui tiennent aux scrofules, à l'anémie, aux affections non tuberculeuses de l'appareil respiratoire, à la chlorose. La vallée de Royat est magnifique, et il y a des établissements très-bien tenus.

RAILLÉ (Sarthe). Eaux ferrugineuses à température froide; elles sont très-peu actives.

SAIL-SOUS-COUZON (Loire). Eaux bicarbonatées sodiques, à température froide; elles sont riches en bicarbonate de soude, de potasse, de chaux, de magnésie, de fer.

SAINT-ALBAN (Loire). Eaux gazeuses, se rapprochant beaucoup des eaux minérales bicarbonatées calcaires, dont la plupart ne sont efficaces que par la quantité d'acide carbonique libre qu'elles contiennent. Depuis longtemps, l'acide carbonique est employé à Saint-Alban, dans plusieurs affections rhumastismales; en

1834, le docteur Goin y administrait des bains, de la manière suivante, qu'on suit encore aujourd'hui :

« Le malade, dit-il, est placé dans une baignoire de cuivre bien étamée, ouverte à la partie supérieure, et fermant d'ailleurs hermétiquement ; un coussinet, fixé autour du cou, sert à intercepter l'air ou la vapeur de la baignoire, et fait que la respiration s'opère sans danger. On fait arriver un courant de vapeur émolliente, ensuite un autre de gaz acide carbonique ; quinze ou vingt minutes après, on soulève une large soupape, le gaz disparaît et la vapeur émolliente le remplace. »

L'acide carbonique est aussi utilisé à Saint-Alban dans les maladies de l'appareil respiratoire.

SAINT-AMAND (Nord). Eaux sulfatées calcaires. Cette station est surtout connue par l'usage que l'on y fait des *boues* ou terres délayées par l'eau minérale ; contre la dyspepsie, la gastralgie, l'engorgement du foie et le rhumatisme.

SAINT-CHRISTOPHE (Saône-et-Loire). Eaux ferrugineuses, riches en bicarbonate de chaux, de magnésie, oxyde de fer et de manganèse.

SAINT-DENIS-LEZ-BLOIS (Loir-et-Cher). Eaux ferrugineuses à température froide.

SAINT-GALMIER (Loire). Eaux bicarbonatées calcaires, employées à distance à titre d'eaux digestives. Leur action est moins efficace que celle des eaux bicarbonatées sodiques. L'eau de Saint-Galmier remplace l'eau de Seltz dans les repas. On l'emploie contre la dyspepsie.

SAINT-GERVAIS (Savoie). Eaux sulfatées sodiques. On les emploie en bains, en boisson, en douches, bains de vapeur; on y a aussi recours au massage, aux applications des *boues* en bains et en cataplasmes. Saint-Gervais possède une source ferrugineuse et alcaline et des sources tout à fait froides.

SAINT-HONORÉ (Nièvre). Eaux sulfurées sodiques, à 12 kilomètres de Moulin-Engilbert, à 40 d'Autun, sur la limite du Morvan. Cet établissement thermal, très-nouvellement fondé, est fréquenté par un grand nombre de malades, surtout par des phthisiques.

SAINT-LAURENT (Ardèche). Eaux bicarbonatées sodiques; belle installation thermale. On y traite l'entéralgie et les rhumatismes.

SAINT-JULIEN (Hérault). Eaux ferrugineuses à tempérarure froide.

SAINTE-MADELEINE DE FLOURENS (Haute-Garonne). Eaux ferrugineuses à température froide. Traitement de la dyspepsie et de l'albuminurie.

SAINTE-MARIE ET SIRADAN (Hautes-Pyrénées). Eaux sulfatées calcaires. Il y a deux sources distinctes. Traitement de la métrite et de la fièvre intermittente.

SAINT-MARTIN DE FENOUILLA (Pyrénées-Orientales). Eaux bicarbonatées sodiques; température, 16° 3. Ces eaux se rapprochent beaucoup de celles de Vichy; il y a deux sources voisines l'une de l'autre et encore très-peu connues.

SAINT-MYON (Puy-de-Dôme). Eaux bicarbonatées sodiques, à température froide.

SAINT-NECTAIRE (Puy-de-Dôme). Ces eaux tiennent à la fois des bicarbonatées et des chlorurées. Elles sont plus renommées par leurs propriétés incrustantes que pour leurs applications médicales. Il y a dix sources dont la température varie de 22° à 44°.

SAINT-PARDOUX (Allier). Eaux ferrugineuses, à température froide; employées avec succès dans la dyspepsie et la chlorose.

SAINT-SAUVEUR (Hautes-Pyrénées). Eaux sulfurées sodiques très-douces, peu excitantes et se prêtant très-bien au traitement des névroses, des maladies de matrice, de la phthisie, des dermatoses, etc., etc. Il n'y a que deux sources à Saint-Sauveur.

SALCES (Pyrénées-Orientales). Eaux chlorurées sodiques; température, 19°. L'acide carbonique, le sulfate de soude, de magnésie, y dominent.

SALIES (Basses-Pyrénées). On y emploie thérapeutiquement les eaux mères, contre les scrofules.

SALINS (Jura). Eaux chlorurées sodiques. On y traite principalement les scrofules et les rhumatismes.

SAUBUSE (Landes). A 8 kilomètres de Dax. Eaux chlorurées sodiques faibles. Les chlorures, en général y dominent; elles sont notablement sulfatées, comme toutes les eaux minérales du département des Landes.

SAUXILLANGE (Puy-de-Dôme). Eaux bicarbonatées sodiques, à température froide.

SAXON (Suisse). Eaux bicarbonatées mixtes. L'*Annuaire* mentionne cette source, comme la plus notable parmi les eaux iodurées.

SCHINZNACH (Suisse), canton d'Argovie, à 12 kilomètres d'Aarau. C'est, sans contredit, la plus remarquable des stations sulfureuses étrangères. Les eaux, qu'on dit supérieures à celles d'Aix, sont employées en bains et en douches, contre les dermatoses, les scrofules, la goutte, le catarrhe, etc.

SCHLAGENBAD (Nassau). Eaux bicarbonatées sodiques. On les emploie contre la syphilis, la métrite, le catarrhe vésical, les dermatoses, la goutte, les scrofules.

SCHWALBACH (Nassau). Eaux ferrugineuses et très-gazeuzes. La source la *Pauline* est la plus riche en bicarbonates, celle *Stahl* en fer ; on emploie beaucoup ces eaux, en bains contre la dyspepsie, les dermatoses, la chlorose, etc., etc.

SEDLITZ (Bohême). Eaux sulfatées mixtes, à température froide. La magnésie et la soude y dominent. Elles sont très-purgatives.

SÉGRAIS (Loiret). Eaux ferrugineuses, à température froide.

SEIDSCHUTZ (Bohême). Eaux sulfatées mixtes, à température froide.

SELTZ OU SELTERS (Nassau). Eaux chlorurées sodiques. Elles contiennent de l'acide carbonique, du carbonate de soude, de chaux, de magnésie, de fer et du chlorure de sodium. Il est facile de voir, d'après cette analyse, que l'eau de *Seltz artificielle,* qui n'est qu'une solution d'acide carbonique, ne ressemble pas beaucoup à l'eau naturelle de Selters, qui est souveraine contre la dyspepsie.

SERMAIZE (Marne). Eaux sulfatées magnésiques. Elles sont un peu plus laxatives que les eaux ferrugineuses ordinaires. On ne les emploie qu'en boisson, dans la dyspepsie et la gastralgie.

SODEN (Nassau), à 14 kilomètres de Francfort. Eaux chlorurées sodiques. Leur qualité ferrugineuse a été remarquée par tous les hydrographes. Il y a sept sources, qu'on utilise contre les rhumatismes, les affections cutanées, les scrofules, la phthisie et la chlorose.

SOULIEUX (Isère). Eaux sulfatées magnésiques, à température froide.

SOULTZMATT (Vosges). Eaux bicarbonatées sodiques, à température froide. On les emploie dans la dyspepsie.

SOULTZ-LES-BAINS (Bas-Rhin), à 12 kilomètres de Strasbourg. Eaux chlorurées sodiques.

SOTTEVILLE-LEZ-ROUEN (Seine-Inférieure). Eaux chlorurées sodiques, à température froide.

SPA (Belgique). Eaux ferrugineuses, à température froide. Cette station est une des plus anciennement connues, ou du moins suivies de l'Europe, puisque leur vogue remonte au règne de Henri III, d'Angleterre.

Les sources ferrugineuses et gazeuzes de Spa sont au nombre de six : le *Pouhon*, la *Géronstère*, la *Sauvenière*, le *Groesbeck*, le *Tonnelet*. C'est près de la *Sauvenière* qu'on trouve le fameux *pied de Saint-Remacle*, où il suffit qu'une femme stérile pose le pied pour devenir tout aussitôt apte à procréer une nombreuse famille.

Spa est considéré avec raison, par tous les hydrographes, comme le type des eaux ferrugineuses. On y traite la dyspepsie, la chlorose, la paraplégie, etc.

SULTZBACH (Haut-Rhin). Eaux ferrugineuses, à température froide. Il y a un bel établissement. Ces eaux contiennent de l'arsenic.

SYLVANÈS (Aveyron). Eaux ferrugineuses; température, 33° à 38°. On les prend en boisson et en bains. Elles sont efficaces dans la dyspepsie et la chlorose.

TESSIÈRE-LES-BOULIES (Cantal). Eaux bicarbonatées mixtes, à température froide.

TENIET-EL-HAD (province d'Alger). Eaux gazeuses, à température froide, un peu ferrugineuses et très-digestives. Elles sont utilisées comme eaux de table.

TERCIS (Landes). Eaux chlorurées sodiques; température, 41°. On y trouve du carbonate de magnésie, de chaux, du chlorure de sodium, etc.

TOEPLITZ (Bohême). Eaux bicarbonatées sodiques, d'une température de 60° à 65°. On leur attribue une grande activité thérapeutique, dans la goutte, les rhumatismes, les engorgements articulaires, les anciennes blessures.

URIAGE (Isère). Eaux chlorurées sodiques d'une température de 22° à 26°. Il y a aussi des sources ferrugineuses arsénicales, sur lesquelles M. Gerdy a publié un travail très-remarquable. On y traite les dermatoses, la métrite, la chlorose, les fièvres intermittentes, la syphilis, etc., etc.

USSAT (Ariége). Eaux sulfatées calcaires. C'est un établissement thermal très-intéressant, au double point de vue de l'installation et de l'application thérapeutique. Les baignoires sont chacune en communication directe avec une prise d'eau minérale de température différente. On y traite spécialement la métrite.

VALS (Ardèche). Eaux bicarbonatées sodiques, à température froide. Elles sont en outre très-ferrugineuses, et contiennent beaucoup d'acide carbonique libre. On y traite la dyspepsie, les calculs biliaires, les tumeurs utérines, les fièvres intermittentes.

VERNET (LE) (Pyrénées-Orientales). Eaux sulfurées sodiques, très-employées en inhalations. Nous parlons plus haut de cet établissement thermal, qui prend de jour en jour une plus grande extension.

VERSAILLES (Seine-et-Oise). Eaux ferrugineuses, à température froide, peu actives. L'eau de *Trianon* est la plus renommée.

VEYRASSE (Hérault), à 16 kilomètres de Lodève. Eaux carbonatées mixtes, à température froide.

VIC-LE-COMTE (Puy-de-Dôme). Eaux bicarbonatées sodiques. Le sodium y prédomine. On y traite la dyspepsie.

VICHY (Allier). Nous parlons plus haut de cet établissement thermal, un des plus importants et des plus fréquentés de l'Europe, ainsi que des maladies qu'on y traite.

VITERBE (États Romains). Eaux sulfurées calciques. Il y a plusieurs sources, les unes sulfureuses, les autres ferrugineuses. On les emploie principalement dans les névroses, les rhumatismes, les maladies de la peau, dans la syphilis.

VITTEL (Vosges). Eaux sulfatées mixtes. Elles ressemblent beaucoup à celles de Contréxeville. Elles sont moins sulfatées et plus gazeuses. On les emploie très-utilement dans les maladies de l'appareil digestif.

WEISSEMBOURG (Suisse, canton de Berne). Eaux sulfatées magnésiques et en même temps chlorurées. On ne les prend qu'en boisson. Elles sont purgatives. En Suisse, on les recherche beaucoup pour le traitement des maladies du poumon.

WIESBADEN (Nassau), à 9 kilomètres de Mayence. Eaux chlorurées sodiques. Elles sont légèrement purgatives. Les bains sont principalement employés dans cette station thermale, dont le climat passe pour un des plus tempérés de toute l'Allemagne. On y traite la syphilis, la goutte, les rhumatismes, la dyspepsie, la paraplégie, les fièvres intermittentes, etc.

WILDBAD (Wurtemberg). Eaux chlorurées sodiques; température, 38°. Elles sont limpides, très-onctueuses. On y pren des bains en commun, dans de vastes piscines. Ces bains sont très-efficaces pour les affections nerveuses : prises en boisson, les eaux de Wildbad ont une action diurétique.

WILDEGG (Suisse, dans le canton d'Argovie). Eaux chlorurées, sodiques; elles sont classées parmi les sources iodurées et brômées les plus remarquables, et employées dans les dermatoses et les scrofules.

Cette courte monographie des principaux établissements thermaux de France et de l'étranger contient les documents indispensables pour les valétudinaires qui vont chercher la santé dans telles ou telles stations, de même que pour les baigneurs qui se déplacent par plaisir ou poussés par l'amour des voyages.

La France tient, sans contredit, le premier rang parmi toutes les régions thermales, par le nombre, par la variété autant que par l'efficacité thérapeutique de ses sources; elle a de plus les bains de mer les plus avantageusement situés et les plus fréquentés, tant sur l'Océan que sur la Méditerranée.

Or, les puissantes propriétés toniques des bains de mer sont reconnues aujourd'hui par tous les médecins comme les auxiliaires des sources minérales. Courons donc vers la mer et guidons les baigneurs vers ses plages salutaires.

CINQUIÈME PARTIE

LES BAINS DE MER

I

Les bains de mer chez les anciens. — Pourquoi les stations maritimes n'ont joui d'aucune vogue pendant des siècles. — Madame de Sévigné et la mer. — Les frayeurs de madame de Ludre. — Les bains de mer et la Restauration. — Saison des bains de mer. — Action et effets de la mer, etc.

Dans notre étude médicale sur les voyages par mer, nous avons démontré que les anciens ne connurent pas les avantages des stations maritimes : l'Océan leur faisait peur, et la riante Méditerranée ne les rassurait que médiocrement.

Pendant de longs siècles, nos belles plages demeurèrent désertes, et une personne qui aurait eu la fantaisie d'y séjourner pendant les mois de l'été aurait conquis immédiatement les plus beaux titres à la folie, ou du moins à l'extravagance.

Du temps de Louis XIV, les eaux de Vichy, de Néris,

de Bourbonne, de Plombières, appréciées sous les Romains, attiraient déjà un grand nombre de baigneurs; mais la mer ne recevait d'autres visites que celles des matelots.

Les lettres de madame de Sévigné constatent qu'à cette époque, le beau monde dédaignait les bains de mer et leur avait même voué une sorte de répugnance. La belle madame de Ludre, ayant pris accidentellement un bain dans l'Océan, disait à madame de Grignan:

« *Ah! Zézu! ma sère de Grignan, la drôle de soze que d'être zetée toute nue dans la mer!* [1] »

Cette belle dame, célèbre parmi les précieuses de l'hôtel de Rambouillet, se révoltait à l'idée d'être *zetée nue dans la mer*... Certes, ce n'était pas par pudeur; car, du temps du grand roi, les grandes dames ne se montraient ni scrupuleuses, ni réservées, sous le rapport de la nudité, mais par peur. Personne ne se doutait alors des effets miraculeux de la mer, comme agent thérapeutique. Les médecins que Molière a si souvent ridiculisés ignoraient complétement les vertus de l'eau salée, et M. Fleurant eût traité d'insensé quiconque eût osé vanter le séjour des bords de l'Océan.

Sous Louis XV, les stations thermales prirent de

1. Lettres de madame de Sévigné.

l'extension, et la belle madame de Châteauroux montra aux élégants de Versailles le chemin de Plombières. Vichy était déjà illustré par madame de Sévigné, et madame de Maintenon avait conduit le duc du Maine aux bains de Baréges.

Mais on continua de méconnaître les richesses thérapeutiques de la mer. Il nous faut arriver au milieu de la Restauration, à 1822 et 1823, pour assister au commencement de la révolution médicale, qui s'est accomplie depuis dans de si larges proportions. La duchesse de Berry passa plusieurs saisons à Dieppe, et mit cet établissement en vogue; toutes les grandes dames de la cour prirent le chemin de l'Océan; aller à Dieppe était alors du meilleur ton; on disait : je vais à la mer, comme on dit aujourd'hui : je vais à Biarritz.

Une fois l'élan donné, les bains de mer ont prospéré sur tout notre littoral, et, aujourd'hui, il n'y a pas si petit port qui ne vante les merveilles de ses grèves et ne se mette en frais de casinos, d'hôtelleries pour attirer les baigneurs. D'un excès, on est tombé dans un autre : autrefois, on fuyait la mer, aujourd'hui on la recherche trop. En France, on abuse de tout, et principalement des plaisirs, à tel point que la mer est considérée par le plus grand nombre comme une panacée miraculeuse.

On se fait, à ce sujet, les illusions les plus étranges; on croit que l'eau de la mer est inoffensive; c'est une erreur très-grave; il ne faut la considérer que comme un stimulant énergique, dont on doit user avec une extrême réserve, si l'on ne veut s'exposer à de très-grands inconvénients.

Quand commence la saison des bains de mer?

En France, à la fin de juin; elle dure habituellement jusqu'à la fin de septembre. En Angleterre, elle ne commence qu'à la fin d'août, et se prolonge jusqu'aux premiers jours de novembre. Les Anglais ont tort; car, en automne, la longueur des nuits refroidit la mer au point de la rendre peu supportable.

Combien de temps doit durer un bain de mer?

Un quart d'heure tout au plus, pour les personnes qui jouissent de la plénitude de leurs forces et de leur santé. Les Anglais, ces grands baigneurs par excellence, et qui poussent si souvent les choses à l'extrême, ne vont jamais jusque-là.

Quant aux enfants, ils doivent à peine entrer dans l'onde salée, parce que, chez eux, la force de la réaction calorique est bien moindre que chez les personnes parvenues à l'âge viril. En méconnaissant ces notions, pourtant si simples, on s'exposerait à de nombreux accidents plus ou moins graves, accidents qui feraient perdre tous les avantages qu'on aurait déjà retirés des bains de mer.

Les praticiens ont constaté que l'action de l'eau salée est de deux natures : médiate et immédiate, insensible et instantanée.

L'action médiate et immédiate fortifie les organes vitaux, active la circulation, affermit les nerfs, durcit les muscles.

L'action insensible et instantanée, se manifeste par une forte chaleur à la peau, souvent même par des éruptions cutanées. Ces résultats ne se produisent pas sans affecter les baigneurs fort désagréablement, quelquefois même douloureusement. Il faut se roidir contre ces impressions ; à peine sera-t-on sorti de l'eau qu'on se sentira, pour ainsi dire, régénéré, et les forces se trouveront décuplées.

Les bains de mer sont-ils propices à tous le monde?

Non, il y a quelques exceptions.

« Il y a des circonstances, dit le docteur Lecomte, des conditions physiologiques de maladies qui contre-indiquent formellement l'emploi des bains froids, quelle qu'en soit la nature.

« D'abord, chez les enfants au-dessous de deux ou trois ans, on doit s'abstenir de bains froids. J'ajouterai même que, chez quelques enfants plus âgés, l'émotion produite par la vue de la mer est si profonde, si intense, que la prudence exige qu'on y renonce, si l'on ne veut s'exposer à provoquer des convulsions.

« Pour les personnes plus âgées qui n'auraient pas conservé depuis de longues années l'usage des bains froids, la facilité de refroidissement, le défaut de réaction, entraînent les mêmes préceptes. L'état de grossesse est signalé par tous les auteurs les plus accrédités comme une contre-indication très-positive des bains de mer. La pléthore sanguine, ordinaire à toutes les femmes enceintes, dispose trop évidemment aux congestions actives pour qu'il soit prudent de violer cette règle[1].

Mais c'est surtout à cette période de la vie que l'on est convenu d'appeler l'âge critique, qu'il faut se montrer prudent, circonspect, dans l'emploi des bains de mer; ce n'est pas chez les femmes seulement qu'il se passe des phénomènes qui doivent modifier l'organisme. Il s'opère chez les hommes, vers l'âge de quarante à quarante-cinq ans, une révolution physiologique qui détermine une prédominance du système veineux sur le système artériel et produit chez eux une perturbation assez profonde pour que la mortalité

1, *Hygiène des bains de mer, de leurs avantages et des dangers de leur abus.*

à cet âge soit plus considérable encore que chez la femme. Ils doivent donc aussi s'abstenir des bains de mer.

Buchan signale un état particulier de l'économie, caractérisé par une irritabilité générale, des digestions difficiles, des borborygmes, l'état bilieux, comme contre-indication des bains de mer, à moins qu'on ne les fasse précéder d'une application de ventouses ou d'un purgatif.

Les bains de mer doivent être absolument proscrits dans toutes les maladies précédées ou accompagnées de fièvre, compliquées d'inflammation locale.

Même prescription pour l'anévrisme avec hypertrophie du cœur; on assure que l'illustre Dupuytren, atteint d'une affection du cœur, hâta sa mort par l'usage des bains de mer qu'il prenait au Tréport.

L'expérience démontre que les personnes faibles, délicates et torpides, supportent beaucoup mieux les bains de mer que les bains de rivière.

C'est aux bains de mer que les jeunes gens qui ont beaucoup trop vécu doivent chercher le remède qu'il leur faut.

Les bains de mer ramènent plus sûrement les forces de la digestion et la régularité des fonctions intestinales que les meilleurs purgatifs et digestifs connus.

Ainsi que nous l'avons dit dans la partie de ce livre consacrée aux voyages maritimes, l'air de la mer diffère essentiellement de celui de l'intérieur des terres.

Le célèbre médecin anglais Gilchrist, dont nous avons déjà invoqué le savant témoignage, a écrit les lignes suivantes sur l'air de la mer :

« Cet air est vraiment pectoral, ce fluide renferme tous les éléments propres à l'amélioration de la consomption ; si, dans l'inspiration, il s'applique directement aux poumons, la chaleur douce, la nature balsamique et l'humidité saline de l'air de la mer en font un remède propre à remplir toutes les indications de cette nature. »

Plusieurs médecins ont observé que les ouvriers qui travaillent aux salines ne sont point exposés à la phthisie.

De plus, les sels contenus dans l'eau de mer impriment à la peau une irritation qui accélère et augmente considérablement la réaction, celle-ci est même si rapide chez les personnes robustes, qu'elle succède presque immédiatement à la première impression du froid. Le choc des vagues et le mouvement de l'eau la favorisent aussi.

Le docteur Hartwig, dans une *Notice médicale sur les bains d'Ostende,* dit que c'est une question encore indécise de savoir si la peau recouverte de l'épiderme peut absorber de l'eau. Dans tous les cas, il nous paraît probable que, s'il y a réellement absorption, elle doit varier avec l'état plus ou moins altéré du corps. Nous ne nous arrêterons pas à rechercher si des particules salines pénètrent dans l'organisme pendant la durée du bain. Leur quantité ne saurait d'ailleurs être bien grande et avoir beaucoup d'influence.

Voici maintenant le résumé des effets hygiéniques et thérapeutiques des bains de mer, au point de vue de tous les tempéraments. Nous les réduisons en termes généraux.

1° Ces effets sont excitants, stimulants, toniques, dans les affections ou maladies dont l'atonie et l'inertie de l'organisme sont les traits principaux, dans les névroses accompagnées d'affaiblissement ou amenées par lui, dans presque tous les cas de paralysie.

2° Ils sont résolutifs, fondants, dissolvants, dépuratifs dans les maladies scrofuleuses, dans le rachitisme, la chlorose, les dermatoses, les engorgements viscéraux.

3° Ils sont sédatifs, calmants, dans les névralgies externes et internes, dans les affections du système nerveux ganglionnaire, les céphalées, les rhumatismes.

« Tous ces effets, dit M. Gaudet, médecin des bains de Dieppe, qui ne peuvent être exprimés qu'en vieux langage, ne se distribuent point dans cet ordre simple; ils agissent, le plus souvent, en associant leurs caractères dans la même maladie et manifestent encore d'autres actions particulières, de nature dynamique ou autre, qui ne se trouvent pas exprimées dans cette nomenclature. »

L'analyse chimique de l'océan Atlantique a fourni les éléments suivants sur un litre d'eau :

Chlorure de sodium.	26,646
— de magnésium.	5,833
Sulfate de magnésie.	6,465
— de chaux.	0,150
Carbonate de magnésie et de chaux. . . .	0,230
Proportion de gaz acide carbonique. . . .	0,230
	39,554

Voici, d'un autre côté, les résultats obtenus par M. Laurent, qui a analysé l'eau de la Méditerranée puisée sur les côtes de Marseille.

Chlorure de sodium.	27,220
— de magnésium.	6,140
Sulfate de magnésie.	7,020
A reporter. . . .	40,380

Report.	40,380
Sulfate de chaux.	0,150
Carbonate de chaux et de magnésie. . . .	0,200
Acide carbonique.	0,200
Iode, quelques traces.	
	40,930

Ainsi, sur 100 parties :

La Méditerranée contient en sels.	4,1 c.
L'Atlantique.	3,8 c.
La Manche.	3,6 c.
La mer du Nord.	3,3 c.
La Baltique.	2,2 c.

Quant à la vie des bains de mer, elle n'offre que très-peu de caractères qui la distinguent réellement du régime des eaux thermales. On y trouve, à très-peu de chose près, les mêmes mœurs, les mêmes plaisirs, le même traitement, pour agir simultanément sur le physique et sur le moral.

Seulement, chaque station de bains de mer, tout comme les établissements thermaux, a son type spécial qui lui est propre. Le nombre s'en est tellement multiplié dans ces dernières années, on y fait de si nombreuses, de si importantes améliorations, on y déploie tant de luxe et de magnificence, la thérapeutique y est confiée à des médecins si distingués, si prévenants pour les valétudinaires, que l'étude de ces localités maritimes, si joyeuses, si animées pendant la belle saison, est non-seulement très-intéressante, mais présente encore une grande utilité pratique.

En route donc; l'Océan est si près de Paris, et, grâce aux chemins de fer, la Méditerranée n'en est guère plus éloignée.

Au nom du droit d'aînesse, Dieppe nous invite à le visiter le premier. Partons pour Dieppe.

II

DIEPPE

Port et plage de Dieppe. —La ville au moyen âge.—Le commerce d'ivoire.—L'armateur Ango.—Origine de ses bains. —La duchesse de Berry. —Environs de Dieppe.—Mœurs des habitants et des baigneurs.—L'établissement des bains.— Le salon.—Les personnes qui vont à Dieppe, etc.

Avantageusement située au fond d'un petit golfe, sur la Manche, la ville de Dieppe était, au moyen âge, un des principaux centres du commerce maritime de la France; ses hardis navigateurs possédaient des comptoirs sur toute la côte de l'Afrique occidentale, où ils monopolisèrent l'ivoire.

Au XVIe siècle, l'armateur Ango acquit une fortune royale par ses heureuses spéculations, et fut l'ami de François Ier, qui le ruina par des emprunts un peu forcés.

22.

Dans le village de Vangerville-sur-Mer, à 15 kilomètres de Dieppe, se trouve une espèce de vieux château, connu sous le nom de maison d'Ango; cet édifice n'offre à l'extérieur aucun caractère : la façade, très-ornée et faisant face à la cour, est d'un très-joli goût renaissance, et ornée à la hauteur du premier étage de médaillons représentant Ango et quelques contemporains, plus ou moins illustres. Malheureusement, plusieurs de ces médaillons ont été mutilés. En somme, ces constructions remarquables offrent un curieux spécimen d'une métairie seigneuriale vers la fin de la première moitié du XVIe siècle.

Et voilà pourtant tout ce qui reste d'Ango, le puissant, le riche armateur qui posséda plus de cinquante vaisseaux, fit tout seul la guerre au roi de Portugal, et daigna lui accorder magnifiquement la paix.

Vanité des célébrités humaines! Demandez à un marin de Dieppe ou à un paysan des environs, s'il sait quelque chose sur le fameux Ango, il vous répondra invariablement : — « Nous n'avons jamais entendu parler de ce monsieur. »

Déchue de son ancienne puissance, de la splendeur et de la richesse maritimes, la ville de Dieppe, en attendant la renaissance de son commerce, vit, ou à peu près, du revenu annuel de ses bains. Tous les ans, aux premiers jours du mois de mai, cette ville se réveille avec les fleurs : tout s'anime, se met en mouvement, s'agite; chaque habitant se fait maître d'hôtel, aubergiste...

En effet, depuis plusieurs années, les hôtels, quoique plus nombreux à Dieppe que dans les autres stations maritimes, ne suffisent plus pour loger les baigneurs de France et les cargaisons d'Anglais et d'Anglaises qui arrivent une fois par jour de Brighton. Les Dieppois trouvent à louer, à chers deniers, le quart, le tiers, la moitié de leurs maisons, si, toutefois, ils ne les louent pas entières, se résignant à une sorte d'émigration pour augmenter leurs revenus. Les plus riches se logent dans leurs greniers, dans des soupentes; de bons et beaux loyers leur servent de compensation, et la saison finie, ils se réinstallent dans leurs logements avec ce flegme narquois qui caractérise la race normande.

Nous avons déjà dit que la vogue des bains de Dieppe ne date que des dernières années de la Restauration, et nous pouvons ajouter qu'avant cette époque, les bains de mer n'existaient pas. Les communications n'étaient pas très-faciles, et on n'aimait pas à se déplacer. Les dames étaient, comme madame de Ludre, l'amie de madame de Sévigné, fort craintives à l'endroit de la mer, et l'idée de prendre un bain dans l'Océan leur eût inspiré une terreur invincible.

Enfin, la duchesse de Berry vint... Cette princesse napolitaine, habituée à vivre sur les bords si pittoresques, si joyeux de la Méditerranée, demanda s'il n'y avait pas sur le littoral français, de Dunkerque à Bayonne, de Cannes à Port-Vendres, une plage où il fût possible de passer agréablement une partie de l'été.

On lui indiqua Dieppe : la duchesse trouva la petite ville charmante, et elle y fit de fréquents séjours; les dames du faubourg Saint-Germain l'y accompagnèrent, celles de la Chaussée-d'Antin prirent bientôt le même chemin, et, en moins de deux ans, le blason, la finance, la bourgeoisie, se donnèrent rendez-vous aux bains de Dieppe.

Depuis l'établissement des chemins de fer, il s'est créé d'autres stations, et il n'y a pas aujourd'hui un point du littoral français qui ne soit fréquenté par des caravanes plus ou moins nombreuses de baigneurs. Mais Dieppe a conservé, du moins jusqu'à ce moment, sa prééminence, et elle tient fort bien le rang qui lui est assigné comme à l'aînée de nos villes de bains.

Aujourd'hui, cette ville très-élégante, très-bien bâtie, ressemble à un des plus agréables faubourgs de Paris: son port est vaste, mais peu animé; on y voit quelques navires de petit tonnage qui vous font rêver tristement à la flotte d'Ango et à la gloire maritime des anciens Dieppois. De tout cela, il ne leur est resté que la spécialité de la pêche. Attaquée à plusieurs reprises par les Anglais qui la bombardèrent en 1694, Dieppe fut reconstruite par ordre de Louis XIV.

On ne s'est pas mis en frais pour embellir la plage qui a conservé sa simplicité primitive. Quant à l'établissement des bains, il occupe une vaste étendue de terrain, sous la protection des hautes falaises, au contre-fort desquelles s'élève le château. Cet établissement se compose de trois pavillons reliés par deux galeries ouvertes à jour. Il présente ainsi à la mer une façade très-développée. Dans les pavillons des deux côtés, on trouve un billard et un salon de lecture ; celui du milieu est une salle de concerts.

La plupart des auteurs qui ont écrit sur nos divers établissements maritimes s'accordent à dire que la vie laisse beaucoup à désirer à Dieppe, sous le rapport du côté matériel. Mais depuis quelques années, la cuisine, le confortable, se sont considérablement améliorés, et on mange à Dieppe tout aussi bien qu'à Paris. On paye cher, très-cher..... On doit s'y attendre, car on ne va pas aux bains de mer pour faire des économies.

Du temps de la Restauration, on jouait beaucoup au salon de Dieppe; la duchesse de Berry était joueuse, et elle aimait les personnes qui partageaient cette passion d'Italienne. On joue beaucoup aujourd'hui, sans toutefois commettre les folies ruineuses de Bade et de Hombourg.

A Dieppe, les jours où il n'y a ni bal ni concert, on se réfugie au théâtre où l'on entend les célébrités de Paris; car la saison des bains de mer est aussi l'époque des congés que prennent les acteurs et actrices de grand renom. On y passe d'ailleurs la vie fort gaiement; on fait de petits voyages en mer et des excursions dans les environs, riches en souvenirs historiques autant qu'en sites pittoresques.

Le *Pollet*, ce célèbre fauboug de Dieppe, a perdu son caractère primitif et les Polletais eux-mêmes n'ont plus le type qui leur était particulier. Vous y chercheriez vainement un de ces costumes bariolés qui ont si longtemps figuré derrière les vitrines de nos marchands d'estampes : les amples jaquettes de toile, les longues bottes et les vestes rouges des anciens marins. Les femmes seules ont conservé le costume traditionnel; il n'est pas rare de rencontrer une jupe écarlate qui couvre à peine la moitié d'une jambe fortement musclée et le bonnet si pittoresque des vieilles Normandes.

Encore quelque temps, et la crinoline trônera dans le *Pollet*.

Si on veut sortir de Dieppe, en suivant une route unie et très-ombragée, on pourra aller à Arques visiter le champ de bataille où Henri IV battit le duc de Mayenne. Le château ne présente plus que des ruines fort romantiques, ombragées de touffes de lierre. C'est poétique et triste à la fois, comme un grand souvenir.

Sous le rapport médical, Dieppe est une des stations de l'Océan les plus favorables à la santé des baigneurs. Elle a son monde à part. L'ancienne aristocratie s'y donne encore rendez-vous comme au temps de la duchesse de Berry.

III

TROUVILLE

Les émigrées de Dieppe. — Comment on découvrit Trouville. — Origine de la vogue de ces bains. — Les artistes en campagne. — Trouville rival de Dieppe. — Avantages de cette station. — Sa grève comparée à un tapis d'hermine. — Le salon de Trouville. — Types de guides. — Baigneurs. — La vie à Trouville. — Les châlets. — Campagne et hôtelleries.

Trouville-sur-Mer, disent les géographes, est un petit village du département du Calvados, arrondissement et à 12 kilomètres de Pont-l'Évêque, situé à l'embouchure de la Touque, dans la Manche, avec un petit port et une population de 3,640 habitants. Bains de mer très-fréquentés.

Ces savants géographes ne disent pas comment cette localité, si longtemps ignorée du monde parisien, a acquis en peu d'années une vogue européenne. Il n'y a pas d'effets sans cause, ni de grande renommée imméritée dans le sens absolu du mot. Donc Trouville est digne, jusqu'à un certain point, de la faveur dont le gratifie le monde cosmopolite des baigneurs.

Voici ce que disent, à ce sujet, les chroniqueurs touristes de l'Océan.

Il y a une dizaine d'années, deux jeunes et belles dames se baignaient à Dieppe; l'affluence était grande, et nos deux jolies baigneuses se montraient presque effarouchées.

—Il y a trop de monde ici, dit l'une.... si nous cherchions un endroit solitaire, écarté...

—Je me suis blessée au pied sur les galets, dit l'autre. Allons à la découverte d'un lieu plus propice à nos exercices maritimes....

Et nos deux baigneuses partirent et firent la découverte de Trouville.

Autre version :

Un jeune magistrat possédait, à l'embouchure de la Touque, de vastes terrains qui valaient à peine cinquante centimes le mètre. Sa femme, une des plus brillantes étoiles du monde parisien, fut chargée de faire de la propagande en faveur de Trouville, et elle réussit si bien, qu'en moins de deux ans, son mari vendit très-avantageusement ses terrains stériles et sablonneux.

Quoi qu'il en soit, hasard ou spéculation, le bourg, d'inconnu qu'il était, devint célèbre, et Dieppe eut à redouter, pour la première fois, une concurrence des plus sérieuses.

Trouville fut transformé en un Éden délicieux par les dames chargées de vanter cette nouvelle station maritime. Les artistes se mirent de la partie, et les bains se trouvèrent fondés comme par enchantement.

Dans ces dernières années, il y a eu transformation complète : on a construit, sur ces landes si longtemps désertes, des villas, des pavillons de plaisance, et Trouville est devenu une petite cité, bien propre, très-coquette, quoiqu'elle affecte une sorte de simplicité, probablement pour que le contraste avec Dieppe soit plus frappant.

Hâtons-nous de dire que le port de Trouville, fort imperceptible, est admirablement disposé pour s'y baigner; sa grève est douce comme un tendre gazon ; on n'y retrouve pas les galets de Dieppe; il n'y a qu'un sable fin, sur lequel les pieds les plus délicats peuvent se poser comme sur un moelleux tapis. Les falaises ne sont point abruptes; elles s'étalent au contraire, en divers plateaux couronnés de très-beaux arbres. Au nord-est, on aperçoit le promontoire qui termine le

Havre, dont on est séparé seulement par l'embouchure de la Seine.

Ce tableau, bien que très-raccourci, prouve que si le hasard fit, en effet, découvrir Trouville, le hasard n'a jamais mieux servi les goûts et les fantaisies des baigneurs. De plus, la partie de la Normandie à laquelle appartient Trouville est une des plus favorisées de cette riche province, sous le rapport du paysage et de la température, et les environs méritent d'être explorés par les personnes qui aiment les grands arbres, les vigoureuses plantations pleines d'ombre et de séve.

Quant au bourg, il n'offre que des agglomérations de maisonnettes jetées presque au hasard et trop rapprochées les unes des autres. Sur le quai de la *Touque*, les apparences sont plus séduisantes, et on y compte plusieurs habitations qui ne dépareraient pas les environs de Paris. Les habitants, aubergistes ou pêcheurs, ne se distinguent ni par le costume, ni par la physionomie; il n'y a pas, à proprement parler, de types qu'on puisse signaler, comme à Dieppe et autres bains de mer.

Quant à l'établissement des bains, il consiste en quelques douzaines de petites tentes en coutil rayé. Les guides-baigneurs sont reconnaissables à leurs vareuses; les fonctions qu'ils remplissent sont parfois rudes et pénibles. Ainsi, on en voit plusieurs qui transportent, à bras, dans la mer, et à une grande distance, les personnes perclues, et surtout les dames. Arrivés à l'endroit où le flot est profond, ils précipitent leur fardeau, la tête la première, et cette immersion produit très-souvent des tableaux pittoresques.

A Trouville, les deux sexes ne sont séparés par aucune limite, on s'y baigne pêle-mêle... Hâtons-nous de dire que, pour sauver les apparences, les célibataires sont tenus à distance respectueuse... et pourtant, une femme en costume de bain, surtout quand elle sort presque grelottante de l'humide élément, n'a pas un aspect bien tentateur.

Il y a un salon parfaitement tenu, mais fort petit; c'est une maisonnettte dont la mer vient baigner périodiquement les murs. Il s'y trouve une salle de bal où l'on danse deux fois par semaine, et, parmi les patronnesses, figurent des noms de duchesses, de marquises, de baronnes. La noblesse, les notabilités parlementaires, les célébrités littéraires et artistiques, les banquiers, les agents de change, les courtiers de la Bourse ont leur maison de campagne à Trouville, M. de Rothschild est demeuré fidèle à Dieppe. Le roi de la finance a conservé le culte des souvenirs.

La vie à Trouville ne ressemble en rien à celle des

autres bains de mer. On s'y fréquente peu, ou plutôt on se fuit, sans doute pour mettre en pratique des idées préconçues de sauvagerie, absolument comme si l'île de Robinson se trouvait dans l'arrondissement de Pont-l'Évêque.

Il y a quelques mois, une jeune duchesse du faubourg Saint-Germain disait à une de ses amies.

—Venez donc à Trouville; on y vit comme dans la Polynésie, chacun chez soi et pour soi; les catégories sociales s'y trouvent parfaitement distinctes. Nous avons là-bas le faubourg Saint-Germain, le faubourg Saint-Honoré et même la Chaussée-d'Antin; chacun se parque dans sa zone, et n'en sort pas. C'est charmant pour deux ou trois mois. Figurez-vous que M. le duc va marchander tous les matins son poisson sur le port.

—En vérité!

—Tout comme je vous le dis.

—Et les dames que font-elles?

—Trois ou quatre toilettes par jour, mais à huis clos.

La vie matérielle n'est ni somptueuse, ni délicate à Trouville; le luxe culinaire n'a pas fait encore son entrée triomphale. D'ailleurs, le mauvais côté de la chose, c'est que les vivres et les logements y sont d'une cherté extrême. Il y a des prix fabuleux pour un dîner médiocre. On loue à beaux deniers les matelas, les draps de lit, jusqu'aux serviettes.

Fort heureusement, Trouville est principalement fréquenté par des personnes assez riches pour ne pas se ruiner en quelques mois. Les hôteliers normands, qui se sont fait un grand renom par leur rapacité, déploient à Trouville toutes les ruses de leur métier. Ils trouvent parfois des concurrents redoutables. Les baigneurs habituels vous parleront tous d'un avocat de Rouen, qui se fait tous les étés pêcheur de harengs, et vend lui-même le produit de sa pêche. Il répondit un jour, à un de ses confrères qui le sermonnait à ce sujet :

—Il n'y a pas de sot métier, mais il y a de sottes gens. Tous les ans, je viens à Trouville, je me fais pêcheur, cela est vrai, et je vends mon poisson. Alphonse Karr s'est bien fait jardinier, et il vend bien ses fleurs; blâmez, critiquez tant que vous voudrez, je gagne beaucoup plus d'argent à pêcher qu'à plaider; le meilleur des métiers est, à mon avis, celui qui nourrit le mieux son homme.

Les dames passent presque toutes leurs journées à se promener à la voile sur la *Touque,* ou à croiser tout près de la côte. Le commandant de l'équipage porte crinoline, et se fait confectionner des cigarettes par les matelots. On assure qu'aucune des embarcations commandées par les dames n'a encore sombré.

Le paysage des environs de Trouville est splendide, et il y a des sites admirables. Le vallon de Hennequeville présente des points de vue luxuriants de verdure qui semblent emprunter un nouvel éclat au voisinage de la mer.

Tous ces avantages réunis justifient pleinement la préférence que l'aristocratie des baigneurs accorde à Trouville, devenu un de nos séjours d'été les plus fréquentés par l'émigration parisienne.

Si les hôteliers deviennent plus traitables, si on fonde des établissements confortables, si les catégories sociales ont le bon esprit de s'unir, au lieu de se bouder à distance, les rives de la Touque verront bientôt leur population estivale augmenter dans des proportions qui compléteront la prospérité de cette station maritime.

C'est le vœu sincère que nous formons pour Trouville.

IV

LE TRÉPORT.—LE HAVRE.—FÉCAMP.—CABOURG-DIVES

Si nous écrivions un traité d'archéologie normande, nous pourrions dire que le Tréport, bien qu'il ne soit qu'un petit bourg, a des prétentions à une origine très-ancienne; quelques personnes ont cru y retrouver l'*ulterior portus* dont il est fait mention dans les *Commentaires* de César. De temps immémorial, il porte le nom de ville; il fut incendié quatre fois pendant le moyen âge par les pirates anglo-normands; le dernier incendie date de François Ier, ainsi que l'atteste le quatrain suivant :

Par un ribaud, et faute de support,
L'an mil cinq cent quarante-cinq compris;
Le second jour de septembre, fut pris,
Et mis à feu des Anglais le Tréport.

De nos jours, ce petit bourg se trouve adossé à une haute falaise qui tranche à pic le lit d'une petite rivière dont l'embouchure forme le port : le paysage est très-pittoresque, avec des constructions bizarres, agglomérées au hasard. Quant à la plage, elle est peu praticable, à cause de l'envahissement des cailloux de la mer ; le rivage est tellement hérissé, que les baigneurs ne sauraient y faire un pas sans se munir préalablement de grosses chaussures.

La famille d'Orléans, pendant son séjour au château d'Eu, donna un certain renom aux bains du Tréport, qui furent placés sous la protection du comte de Paris. Ce jeune prince y allait tous les ans, accompagné de ses précepteurs et gouverneurs. Louis-Philippe fit construire sur le rivage, pour son petit-fils, une espèce de Trianon maritime, bâtiment exhaussé de quelques marches au-dessus du sol et formé d'un seul rez-de-chaussée.

Depuis 1848, l'établissement du *Tréport* n'existe guère que de nom ; il n'a jamais même existé à proprement parler ; en effet, au temps de sa splendeur, son matériel ne se composait que d'une vingtaine de tentes en fort mauvais état.

L'église, bâtie sur une hauteur inaccessible de tous côtés, est un édifice fort bizarre.

Comme résidence, le Tréport n'a jamais offert et n'offre encore que des ressources tout à fait médiocres. Mais le voisinage du château, avec sa magnifique forêt, est une agréable compensation pour les baigneurs qui ne sauraient trouver sur ce point du littoral la vie mondaine des eaux. Cette ancienne résidence royale, frappée de main-mise par les décrets du 13 janvier 1852, a vu son mobilier et sa riche collection de tableaux dispersés ; c'est une perte irréparable pour le Tréport.

Le Havre, considéré comme station maritime, réunit tous les avantages et tous les inconvénients de la grande ville. La plage est trop caillouteuse et trop peu hospitalière pour attirer le monde des baigneurs. L'administration locale n'a d'ailleurs rien fait pour fonder un établissement de bains.

Au nord du Havre, *Saint-Adresse* et *Étretat* commencent à être connus.

Saint-Adresse doit la plus grande partie de sa renommée au long séjour qu'y a fait Alphonse Karr, dont le nom est populaire dans cette contrée. A l'extrémité de la jetée du Havre, un matelot gagne beaucoup d'argent à montrer avec une longue-vue Saint-Adresse et la maison qu'y possédait le célèbre romancier, aujourd'hui pépiniériste-fleuriste à Nice.

Étretat est une petite station spécialement dévolue aux écrivains et aux artistes. On y prend des bains de mer, et pour peu que la vogue dure, cette localité aura bientôt pris des dévoloppements considérables.

La station de *Fécamp* se trouve à 8 kilomètres du Havre et à 60 de Rouen. L'existence y est douce et facile; les promenades y sont très-agréables, et l'on peut se loger très-commodément à des prix modérés. Nous ne saurions trop conseiller aux personnes qui tiennent à prendre tout simplement des bains de mer, d'aller à Fécamp. Elles n'y trouveront pas le luxe extravagant des autres stations normandes, mais elles n'auront pas à redouter l'avidité insatiable des hôteliers.

En quittant Trouville, dont nous venons de parler et en côtoyant la *Touque*, on arrive, par des bocages enchantés, à la spacieuse et plantureuse vallée de la *Dive*, ramification de la vallée d'Auge, si célèbre par sa fécondité. Ici, plus de falaises: elles sont remplacées par une ligne de dunes couvertes de la plus belle végétation et d'une fertilité proverbiale en Normandie.

Le petit village de *Dives*, séparé par la petite rivière de ce nom du village de *Cabourg*, est célèbre dans l'histoire ; ce fut dans ce petit port que Guillaume, duc de Normandie, s'embarqua pour l'Angleterre dont il devait faire la conquête.

La grève de cette station maritime pénètre dans l'Océan par une pente invisible, de sorte que les femmes et même les enfants s'y aventurent en toute sécurité ; elle est douce au pied, et on y trouve réunies toutes les variétés de coquillages de l'Océan.

Ce séjour admirable, si longtemps ignoré des baigneurs parisiens, jouit depuis sept ans d'une incroyable prospérité. On a construit un splendide établissement sur les dunes de *Cabourg-Dives*, avec salle de spectacle, casino modèle, gymnase, observatoire, restaurant, café, cabinet de lecture, jardins très-vastes et très-bien entretenus. Cet établissement est unique en Europe, par la bonté de sa grève et la beauté du pays ; aussi les terrains ont-ils augmenté de valeur dans des proportions inouïes. C'est un tort, selon nous, car si l'on se montre trop exigeant, on éloignera les personnes modestes ou économes. Qu'allons-nous dire ? Est-ce que le Parisien songe à économiser, dès qu'il s'agit de ses plaisirs ?

Cette station est déjà une merveille ; encore quelque temps, et on y trouvera réunies toutes les nouveautés, toutes les splendeurs des établissements maritimes.

V

BOULOGNE. — CALAIS. — DUNKERQUE

Formé par l'embouchure de la belle rivière la *Liane*, le port de Boulogne est vaste, riant, animé; il communique avec la mer par deux jetées, dont l'une est la promenade favorite des Anglais qui forment une nombreuse colonie sur ce point du littoral français. C'est celle de l'est. Du haut de cette jetée, on aperçoit en face de soi, si le temps est clair, les côtes d'Angleterre qui apparaissent à l'horizon comme une ligne blanche. A droite se dresse une falaise dont le sommet est couronné par les ruines du *phare de Caligula*.

Les personnes qui visitent Boulogne pour la première fois sont fort étonnées de voir devant l'établissement des bains de nombreuses voitures. Aux questions que nous adressâmes à notre guide, il nous répondit :

—Ces voitures servent de cabinet de toilette aux baigneurs.

—Comment on fait sa toilette en voiture ?

—Oui, pendant le trajet du rivage à la mer, les baigneurs et les baigneuses ont le temps de se préparer à entrer dans les flots. Vous voyez que ces voitures ressemblent aux omnibus et qu'elles sont pourvues d'un marchepied à l'arrière. Arrivés à l'eau, les conducteurs leur font faire un mouvement de conversion complète ; ils tournent le timon du côté du rivage, dételIent le cheval et laissent le véhicule au milieu des flots. Le baigneur sort par la portière et se trouve instantanément dans la mer.

—Ce mode de locomotion a du moins le mérite de l'originalité.

—Et celui de la commodité : il a aussi ses inconvénients. Malheur au baigneur qui a oublié le numéro de la voiture qui l'a amené. Lorsqu'il sort de l'eau, il lui est impossible de reconnaître son véhicule, au milieu de la cohue de personnes, les unes essoufflées, les autres grelottantes et toutes mouillées jusqu'aux oreilles.

A cet inconvénient, il y a une compensation toute naturelle. Les grèves boulonnaises sont remarquablement unies et douces, d'une solidité parfaite et exemptes de galets. La jetée protége l'espace réservé aux bains contre les courants violents qui règnent sur cette côte et des chaloupes croisent auprès des endroits dangereux pour secourir les nageurs inexpérimentés ou par trop aventureux.

Construit sous le modèle anglais, l'établissement des bains est un des plus complets qui existe en France; les étages en sont occupés par des logements garnis destinés aux baigneurs.

Le rez-de-chaussée, affecté au salon proprement dit, se compose de deux séries d'appartements, l'une pour les dames, l'autre pour les hommes. Malheur à celui ou à celle qui voudrait faire invasion d'un appartement dans l'autre! Ils seraient mis au banc de la *gentry*. La salle de bal, très-élégante et soutenue par des colonnes ioniques, est le terrain neutre où dames et hommes peuvent se rencontrer [1].

Avons-nous besoin de dire que Boulogne est envahi toute l'année par les Anglais? Personne n'ignore que cette ville doit le développement de sa prospérité toujours croissante à l'invasion des insulaires du Royaume-Uni. Dès les premiers pas qu'on fait dans cette ville, on

1. Tout récemment, l'administration municipale de Boulogne a fait de grandes dépenses pour l'établissement des bains.

se croirait à Londres ou plutôt à Brighton. Dans toutes les rues, dans tous les établissements publics, on ne voit que *ladies*, empanachées et avec des crinolines phénoménales, des *gentlemen* plus ou moins contestables, car *Regent-street* et *Soho-square* y comptent peu de représentants.

Qu'importe aux Boulonnais ! les baronnets douteux, les milords de pacotille payent largement, tout comme la plus haute noblesse, et cela leur suffit ; *l'argent n'a pas d'odeur*, comme disait Vespasien.

La ville de Boulogne appartient de fait à ces émigrants, et, chaque jour, les paquebots de Londres, de Douvres, de Folkstone les apportent par centaines. Ils s'emparent de tous les hôtels, de toutes les maisons particulières dont les propriétaires consentent à émigrer pour s'assurer un triple revenu. Tout est anglais : cuisine, cafés, restaurants, enseignes, prospectus. Les guides eux-mêmes parlent anglais.

C'est entre Wimereux et Boulogne que s'élève au point culminant de la falaise, la colonne érigée à la gloire de l'Empereur par la grande armée et la flottille réunies sous le commandement de l'amiral Bruix et du maréchal Soult.

C'est entre Boulogne et *Calais* que disparaissent

tout à coup les falaises, remplacées par les tristes dunes. Là commence la grande plaine des Pays-Bas qui va abaissant toujours son niveau jusqu'en Hollande, pour se perdre au delà dans la mer du Nord.

« Que l'on m'ouvre le cœur, disait en soupirant Marie Tudor, on y trouvera gravé le nom de Calais. »

Les voyageurs qui passent aujourd'hui par cette ville ne comprennent guère comment cette reine s'exprimait avec tant d'enthousiasme au sujet d'une place qui a dû être de tout temps un triste séjour. Place forte, Calais ne peut prétendre à la réputation d'un lieu de plaisance.

L'autorité locale a fait depuis quelques années de louables efforts pour améliorer l'établissement des bains; elle n'a pu réussir à attirer le monde des baigneurs sur ses plages sablonneuses. La grève est douce, très-étendue et d'une pente insensible ; mais il faut aller chercher le flot à une très-grande distance.

L'établissement des bains, situé sur la dune elle-même, en avant des bassins de la ville, est largement construit et ne manque pas d'élégance.

Nous n'avons pas à faire ici l'histoire de Calais qui joua un très-grand rôle pendant la longue et triste période des guerres des Anglais contre la France. Ces récits sont connus de tout le monde.

Nous souhaitons de tout notre cœur que les Calaisiens soient enfin récompensés des efforts et des sacrifices qu'ils font pour attirer les étrangers. Dieppe, Boulogne, laisseront tomber quelques miettes de leur table, et leurs festins n'en seront pas moins opulents...

De Calais à Dunkerque, nous avons à rétrograder jusqu'à Hazebrouck ; mais nous voici dans la ville des dunes, dans la patrie de Jean Bart.

Dunkerque forme deux villes distinctes : l'une, que l'on voit toute neuve, symétriquement bâtie ; l'autre souterraine, presque invisible, dont les toits se trouvent à la hauteur du pavé. On descend dans ces grottes, par des trous carrés, percés dans le dallage du trottoir, auxquels aboutit une rampe, et que recouvre pendant la nuit, ou en l'abscence des habitants, une sorte de trappe ou de plancher. C'est par la même voie unique, que l'air et la lumière pénètrent dans ces terriers.

« L'ameublement de ces habitations souterraines révèle une certaine aisance chez les particuliers qui s'y blottissent, dit M. Félix Mornand, dans sa *Vie des eaux* ; on y trouve non-seulement la propreté flamande, mais encore des prétentions, parfois justifiées, à l'élégance et au confort. »

Sur la grande place, s'élève la statue de Jean Bart, par David (d'Angers), inaugurée en 1844; Dunkerque n'a pas voulu rester en arrière de Dieppe, qui a patriotiquement honoré Duquesne, ni de Saint-Malo, qui a fondu ses vieux canons pour reproduire les traits et la fière attitude de Dugay-Trouin. La statue de Jean Bart est une des œuvres les plus remarquables de David (d'Angers).

Relégué au sommet de l'angle le plus septentrional de la France, Dunkerque a dû beaucoup faire pour accroître la prospérité de son établissement de bains; sa position tout à fait excentrique a été jusqu'à ce jour un obstacle.

L'établissement des bains, situé comme celui de Calais, au haut de la dune, est élégant, commode, suffisamment spacieux ; il renferme une longue galerie, une salle de bal, un salon réservé aux dames, une salle de billard, un café-restaurant, dont le service et les tarifs laissent peu à désirer. L'édifice présente la façade principale à la mer, et on y sent l'influence d'une bonne direction.

A Dunkerque, la vie est facile, large, peu dispendieuse. Les prix de l'établissement sont aussi très-modérés, relativement aux autres bains de mer. Les voitures-baignoires sont très-agréables, très-bien pourvues, et ne coûtent presque rien.

Pourquoi donc la patrie de Jean Bart n'attire-t-elle dans la belle saison que de rares visiteurs? Parce qu'il faut aller chercher trop loin la mer, qui semble s'éloigner chaque jour de ces rivages qu'elle aimait tant autrefois.

Ajoutons que, chaque été, les baigneurs ont l'occasion d'assister, à Dunkerque, à une de ces fêtes qui sont, de temps immémorial, la joie et l'honneur des Flandres. Dans ces occasions, ou plutôt ces solennités, les habitants cèdent aux étrangers une partie de leurs logements, même leur lit, et de la meilleure grâce du monde. Agréable en tout temps, Dunkerque est une ville ravissante, lorsqu'il y a des fêtes publiques.

Ici se termine notre pèlerinage médical sur les côtes de l'Océan, où les bains de mer se multiplient à l'infini. Nous n'avons mentionné que les localités les plus fréquentées, car la nomenclature de tous les prétendus bains engloberait toutes les bourgades et jusqu'aux moindres hameaux du littoral.

L'Océan nous offre à l'ouest quelques stations dont

nous devons parler avant de passer à la Méditerranée. Nous laisserons la Bretagne de côté, bien qu'il y ait là des stations très-connues. Nous ne nous arrêterons qu'à La Rochelle.

VI

LA ROCHELLE.—ROYAN.—ARCACHON.—BIARRITZ CANNES.—NICE

Les bains de mer de *la Rochelle* ne sont guère fréquentés que par les habitants du centre et de l'ouest de la France, et pourtant cette ville est admirablement située pour attirer de nombreux visiteurs; son établissement de bains est très-remarquable, sous le double rapport de toutes les commodités et du luxe; la grève est douce, et on jouit d'une température beaucoup plus élevée que sur le littoral normand. Il est à souhaiter que la facilité des communications par les chemins de fer donne à ces bains la prospérité qu'ils méritent sous tous les rapports. La vie est très-facile et très-bonne à la Rochelle, et les gastronomes les plus exigeants ont lieu de s'en montrer satisfaits.

L'établissement de *Royan* est beaucoup plus fréquenté que celui de la Rochelle; cela tient probablement à la situation de cette petite et jolie ville, sur une côte escarpée, à l'embouchure de la Gironde. Depuis dix ans, Royan s'est complétement transformé, et on y trouve aujourd'hui le luxe et les agréments des plus grands centres de population. La vie y est gaie, facile et relativement peu coûteuse. Nous ne parlerons pas des magnifiques points de vue dont on y jouit, cela dépasse toutes les ressources du style descriptif. Les environs de la ville sont parsemés de jolies villas coquettement cachées sous des massifs de verdure ou perchées sur des monticules d'où elles dominent le fier Océan, dont les flots baignent souvent leurs murailles. Plusieurs artistes parisiens connaissent et fréquentent Royan. Le célèbre historien Michelet y a passé plusieurs saisons.

Le petit village d'*Arcachon*, situé à 25 ou 30 kilomètres de Bordeaux, dans la commune de La Teste, ne présentait, il y a six ans, au voyageur qui s'aventurait à cette extrémité des landes de Gascogne, que quelques habitations de caboteurs. L'Océan gagne du terrain sur ce point de la côte girondine, traînant avec lui des sables qui en avaient fait une sorte de Sahara. Des financiers ont eu l'heureuse idée de faire planter des sapins et autres arbres sur cette plage stérile ; en très-peu de temps, ces arbres ont opposé une barrière aux envahissements de l'Océan, et aujourd'hui Arcachon est un établissement de bains en pleine prospérité.

Les médecins conseillent ce séjour aux personnes menacées de phthisie, et dont la poitrine délicate a besoin d'être réconfortée. L'air qu'on respire à Arcachon, imprégné des molécules des forêts résineuses, est très-propre pour la guérison de cette terrible maladie, quand elle est à la première période.

Les personnes qui se portent bien trouvent à Arcachon des habitations charmantes, un paysage des plus variés, et une société choisie, qui vit presque sans façon et dans une sorte d'intimité profitable pour tout le monde; on y prend des bains de mer sur une grève dont le sable est uni comme la main, et doux comme le gazon printanier.

De Bordeaux à Arcachon, la route est admirable; comment en serait-il autrement, puisqu'on traverse le Médoc, le pays des grands vins?

Créée tout récemment, cette station a la perspective du plus brillant avenir.

Maintenant, traversons les Landes en chemin de fer;

nous voici à Bayonne, à *Biarritz*, qui est le Marly du second empire. Pourquoi a-t-on choisi ce coteau dénudé où on ne trouve pas un seul abri, et où l'Océan gronde presque sans interruption? Nous pensons que le choix de Napoléon III se rattache à des souvenirs de famille; en effet, en 1807, la reine de Hollande, pendant le séjour qu'elle fit à Bayonne, se rendit à Biarritz et y passa quinze jours. Quoi qu'il en soit, Biarritz est en quelque sorte le centre du gouvernement pendant le mois de septembre.

L'histoire de ce bourg est très-ancienne et très-poétique, et les amateurs de légendes peuvent y faire une abondante moisson. Nous avons autre chose à y chercher.

Il y a vingt ans à peine, on se rendait de Bayonne à Biarritz et à la grotte d'Amour en *cacolets*, qui consistaient en deux siéges plus ou moins élégants en forme de fauteuils, ou plutôt de larges paniers qu'on plaçait sur la selle d'un cheval; dans chaque siége s'asseyait un voyageur, et on équilibrait le poids au moyen de pierres qu'on ajoutait.

Ce mode de locomotion est tombé en désuétude, et Biarritz s'est complétement transformé depuis que l'Empereur y a fait bâtir la *villa Eugénie*.

C'est un bâtiment fort simple, en briques rouges

avec chaînes en pierres blanches, dans le style du vieux château de Versailles. Il se compose d'un rez-de-chaussé et d'un premier étage; la famille impériale y vit très-retirée, et n'admet que de très-rares visiteurs.

Les bains de mer de Biarritz sont depuis longtemps renommés dans tout le Midi; et ce qui leur donne un caractère particulier, c'est la réunion, ou plutôt la fusion des deux nationalités française et espagnole.

Les salons de conversation occupent le premier étage d'un hôtel nouvellement construit sur la place principale; on y trouve les principaux journaux et les publications de toute espèce. On a construit dans les environs quelques jolies habitations, parmi lesquelles nous devons signaler l'ermitage de M. Feillet, peintre distingué, élève de Girodet, qui s'est fixé à Bayonne.

La Méditerranée a aussi plusieurs établissements, mais moins fréquentés que ceux de l'Océan. On se baigne à *Port-Vendres*, à *Collioure*, à *Cette*, etc. Arrivons, sans nous arrêter, à *Cannes*, dont nous avons déjà parlé dans la partie de ce livre consacrée à l'appréciation des climats.

Cannes a aussi des bains de mer, où se réunissent pendant l'été des baigneurs venus des départements voisins. Pendant l'hiver seulement, les étrangers viennent s'y fixer.

Nous n'avons rien à dire de *Nice*, comme établissement de bains de mer; Nice comme Cannes fait sa récolte pendant l'hiver.

Donc, pour trouver des bains de mer véritablement dignes de ce nom, il faut aller sur les bords de l'Océan. Pourquoi cela? va-t-on nous demander. Nous pourrions répondre, parce que l'Océan est tout près de Paris, et que la Méditerranée se trouve à une grande distance.

LES

BAINS DE MER ÉTRANGERS

OSTENDE. — BRIGHTON

La Belgique et l'Angleterre ont deux grandes stations : *Ostende, Brighton.*

Les bains d'*Ostende* ont une très-grande vogue, qu'ils doivent à une grève de tous points admirable; d'ailleurs, Ostende est à peu près le seul port du petit royaume de Belgique. Sur la plage, à la fois douce et solide, le flot déferle avec force, mais comme il n'existe que très peu de courants sur cette grève privilégiée, l'exercice si salutaire de la natation ne présente aucun danger; on a même constaté que les secousses des lames n'ont d'autre effet que d'ajouter un puissant auxiliaire à l'action médicale. Le service y est très-bien fait; le prix du bain, voiture et costume compris, y est d'une modicité extrême. Les hôteliers se rattrapent sur tous les objets nécessaires à la vie, tels que la nourriture et le logement, qui ont beaucoup renchéri depuis une dizaine années.

Le séjour d'Ostende est des plus salubres; tous les visages y respirent la santé, et on y trouve les couleurs resplendissantes qu'affectionnait tant le grand peintre Rubens. Il y a un casino très-bien tenu et très-fréquenté le soir, par les baigneurs qui s'y mêlent aux habitants de la ville. On y trouve une vaste salle de bal et trois salons très-bien décorés.

A Ostende, la vie est douce et simple plutôt que somptueuse et raffinée, bien appropriée du reste aux besoins et aux désirs des baigneurs d'Allemagne et des Flandres qui tiennent fort peu aux amusements.

Brighton est le Dieppe de l'Angleterre; cette ville, qui n'a pas de port, à proprement parler, n'a et ne peut même avoir d'importance que par son établissement de bains. Elle s'étage d'une façon très-pittoresque sur les hauteurs qui l'environnent. Ses rues interrompues, coupées çà et là par de beaux squares, sont bien percées, très-larges et bordées d'habitations aristocratiques.

Depuis plus de vingt ans, Brighton est le rendez-vous de la *nobility*, de la *fashion* des trois Royaumes ; l'extrême misère y coudoie la fastueuse opulence.

A Brighton, la saison des bains commence vers les premiers jours d'octobre, c'est-à-dire presque au moment où les établissements de France terminent la la leur. Elle se prolonge quelquefois jusqu'à la fin de décembre. C'est agir contre la nature.... Qu'importe? les Anglais aiment par-dessus tout l'excentricité, et au point de se baigner dans la mer refroidie par la longueur des nuits et le souffle de l'hiver.

FIN.

TABLE SOMMAIRE

DU

GUIDE MÉDICAL ET HYGIÉNIQUE DU VOYAGEUR

PARIS. — IMPRIMÉ CHEZ BONAVENTURE, DUCESSOIS ET Ce.
55, QUAI DES AUGUSTINS.

www.ingramcontent.com/pod-product-compliance
Ingram Content Group UK Ltd.
Pitfield, Milton Keynes, MK11 3LW, UK
UKHW012220240726
13966UKWH00003B/869